Dr François GRANGE

DE LA FACULTÉ DE MÉDECINE DE PARIS

DU TRAITEMENT MÉDICAL

DANS LA

PÉRITONITE TUBERCULEUSE

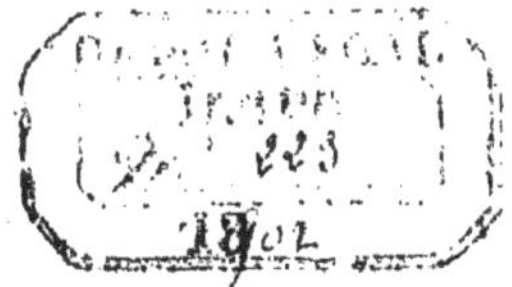

PARIS

Jules ROUSSET

36, Rue Serpente

1902

Dr François GRANGE
DE LA FACULTÉ DE MÉDECINE DE PARIS

DU TRAITEMENT MÉDICAL

DANS LA

PÉRITONITE TUBERCULEUSE

PARIS
Jules ROUSSET
36, Rue Serpente
1902

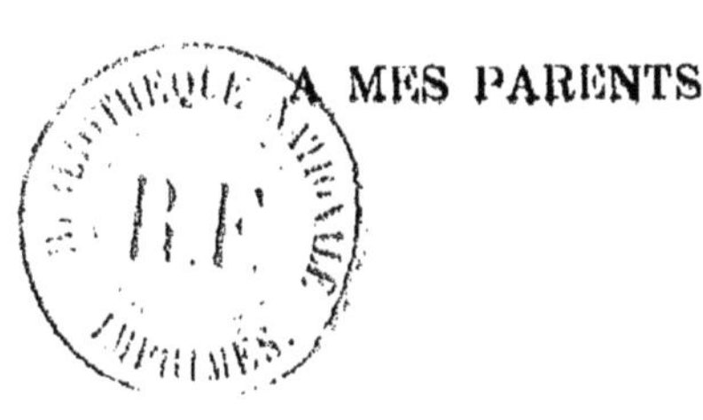

A MES PARENTS

A MES MAITRES DANS LES HOPITAUX

A MES AMIS

A M. LE DOCTEUR COMBY

Médecin de l'Hôpital des Enfants-Malades.

A MON PRÉSIDENT DE THÈSE

MONSIEUR LE PROFESSEUR HUTINEL

Membre de l'Académie de Médecine,
Médecin de l'hospice des Enfants-Assistés
Chevalier de la Légion d'honneur.

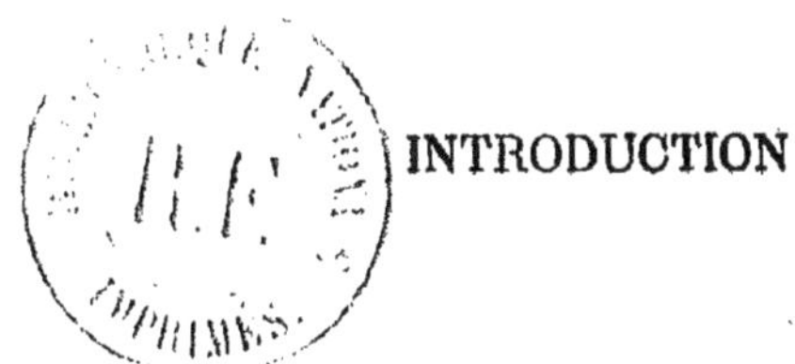

INTRODUCTION

Le traitement de la péritonite tuberculeuse est une des questions le plus à l'ordre du jour. Aussi plusieurs faits que nous avons pu observer pendant notre passage dans les hôpitaux, nous ont-ils suggéré, sur les conseils de notre maître le docteur Comby, d'émettre quelques idées sur le traitement médical.

Notre travail n'a pas la prétention d'édifier des théories ou d'émettre des hypothèses ; notre but est plus modeste, et nous nous estimerons satisfait, si les observations que nous allons reproduire peuvent jeter quelque lumière sur cette affection si fréquente au cours de la seconde enfance qu'est la péritonite tuberculeuse.

Avant d'entrer dans le détail de notre sujet, qu'il nous soit permis de remercier nos maîtres auxquels nous sommes redevable de la meilleure part de notre instruction professionnelle. Arrivé au terme de nos études médicales, nous sommes heureux de pouvoir leur témoigner ici notre reconnaissance et notre profond respect.

Nous remercions M. le professeur agrégé A. Broca

qui, au début de nos études, alors que nous étions bénévole dans son service à l'hôpital Trousseau, nous reçut avec bienveillance.

A M. le professeur agrégé Campenon nous devons la plupart de nos connaissances en clinique chirurgicale. Nous l'assurons de toute notre reconnaissance pour l'intérêt qu'il nous a porté et pour la bonté dont il ne s'est jamais départi à notre égard.

Que M. le docteur Hirtz reçoive tous nos remerciements pour le bienveillant accueil que nous avons trouvé dans son service à Laënnec. C'est à lui que nous devons l'éducation de notre oreille ; nous nous souviendrons durant notre carrière du clinicien qu'il nous a été donné d'apprécier tant de fois au lit du malade.

A l'Hôtel-Dieu nous avons suivi pendant quelque temps le service du docteur Faisans; qu'il veuille bien accepter l'hommage de notre gratitude.

C'est à M. le professeur Pinard que nous devons nos connaissances obstétricales. Nous n'oublierons jamais son dévouement infatigable et ses admirables leçons; nous nous efforcerons de nous montrer digne de son enseignement magistral.

M. le professeur Guyon voulut bien nous accepter dans son service à Necker; qu'il veuille bien croire à notre admiration pour sa grande expérience et sa haute compétence.

Nous nous félicitons d'avoir été l'élève de M. le docteur Comby aux Enfants-Malades. Nous garderons le souvenir de son enseignement plein d'intérêt, où la science de la clinique s'allie à une connaissance approfondie de la thérapeutique. Nous avons traité ce sujet sur ses conseils, il n'a cessé de nous guider dans notre travail ; qu'il nous permette de lui adresser l'hommage de notre profond respect.

Nous prions M. le professeur Hutinel d'agréer nos respectueux remerciements pour le grand honneur qu'il nous a fait en acceptant la présidence de notre thèse.

HISTORIQUE

La connaissance des péritonites, à titre d'affections indépendantes de celles des viscères, ne date guère que du commencement du XIXe siècle. C'est Bichat qui, le premier, posa la question en isolant la péritonite des autres phlegmasies viscérales de l'abdomen. Mais il faut arriver jusqu'à Louis et John Baron pour connaître le rôle des tubercules dans la péritonite. Puis viennent les travaux de Broussais, de Laënnec, de Chomel, d'Andral. La théorie de la tuberculose du péritoine combattue au début est bientôt confirmée ; Grisolle, Trousseau, Rilliet et Barthez apportent à la loi de Louis l'appui de leur vaste expérience. Empis, Villemin, Guéneau de Mussy confirment la théorie tuberculeuse ; et aujourd'hui les documents anatomo-pathologiques réunis en grand nombre, la découverte par Koch du germe spécifique, donnent chaque jour aux travaux de Louis une éclatante confirmation.

Etant donné sa nature, il est inutile d'insister pour prouver combien la péritonite tuberculeuse abandonnee à elle-même est une affection grave. Aussi le pronostic des premiers auteurs qui l'ont étudiée était-il particulièrement sombre.

Si quelques cas de guérison cités par Grisolle et Bernheim permettaient « de ne pas croire voués à une mort inévitable tous ceux qui sont atteints de péritonite tuberculeuse même dans les conditions les plus mauvaises en apparence », ces auteurs disaient néanmoins en 1857 : « la péritonite se termine presque nécessairement par la mort après une durée qui varie entre deux mois et deux ans » ; et Teissier et Laveran en 1883 écrivent encore : « la maladie se termine presque invariablement par la mort ».

Aussi, ne devons-nous pas nous montrer surpris, si après l'erreur célèbre de Spencer Wells en 1862, obtenant par la laparotomie la guérison d'une péritonite tuberculeuse, alors qu'il avait ouvert croyant avoir affaire à un kyste de l'ovaire, nous voyons apparaître le traitement chirurgical. L'anatomie pathologique du tubercule par Villemin, la découverte du bacille pathogène par Koch, l'antisepsie qui fait rentrer la chirurgie dans une voie nouvelle mettent la laparotomie à l'ordre du jour. A partir de 1884, les observations se multiplient, Kœnig, Truc, Maurange, Pic, Aldibert, Routier, Halliday, Croom, Ceccherelli, Parker Sims, publient des statistiques intéressantes.

Vers 1890, les choses en étaient là. A cette époque, et en présence d'un certain nombre de guérisons spontanées, une légère réaction se produit contre l'engouement et l'exagération des premiers temps en faveur du traitement chirurgical.

Debove publie un succès obtenu par ponction suivie de lavage du péritoine à l'eau boriquée ; Riva, Caubet, Baylac préconisent à leur tour cette méthode et publient des observations. Rendu, du Cazal, Catrin, Spillmann proposent le même traitement, mais en substituant des produits caustiques tels que le naphtol camphré aux antiseptiques. Dès lors on continue dans la voie des injections modificatrices, et Mosetig-Moorhof, Follet, Duran de Barcelone, Teissier proposent avec des résultats heureux à l'appui, l'action directe de l'air atmosphérique.

Enfin, récemment, une intéressante discussion vient d'avoir lieu à la Société de Médecine Berlinoise, à l'occasion de la présentation par M. Baginsky de trois fillettes guéries toutes les trois de péritonite tuberculeuse par les frictions au savon noir.

Ces traitements si variés et qui découlent tous d'un même principe : aider l'organisme à guérir spontanément, étaient une indication au traitement médical proprement dit. C'est sous l'empire de cette idée qu'un grand nombre de pathologistes pensant avec raison que le traitement médical doit toujours être tenté, et qu'on ne doit recourir à l'intervention qu'après l'échec des méthodes médicales, ont préconisé le traitement général de la tuberculose.

Ce traitement basé sur l'alimentation, le repos et l'air a donné à ceux qui l'ont employé des résultats heureux, non seulement dans la forme ascitique mais encore dans la forme caséeuse. L'étude de cette méthode sera l'objet de ce travail qui comprendra quatre chapitres.

Nous consacrons le premier chapitre à l'étude des formes cliniques, nous le faisons de façon aussi brève que possible, mais il est indispensable de passer en revue les diverses modalités cliniques de la péritonite tuberculeuse pour pouvoir en discuter le traitement.

Cette discussion, nous la faisons au second chapitre ; après avoir résumé les principes du traitement chirurgical, nous nous appliquons à en montrer sinon les dangers, tout au moins les inconvénients, et nous en limitons les indications.

Dans la troisième partie, nous traitons des diverses méthodes qui marquent le premier pas, la première tendance vers le traitement médical, nous voulons dire, les injections modificatrices précédées de la ponction ; de celles-là encore nous faisons la critique.

Dans le quatrième chapitre nous insistons tout particulièrement sur le traitement médical basé sur l'hygiène, tel que nous l'avons entendu enseigner par notre maître, le docteur Comby. Nous nous attachons par la discussion des observations que nous publions, à montrer que trop souvent le médecin s'est cru désarmé en face de cette affection, alors que chaque jour le succès vient confirmer l'heureuse efficacité du traitement médical. Enfin nous terminons cette dernière partie par quelques considérations sur les rayons Rœntgen et le savon noir, appliqués au traitement de la péritonite tuberculeuse.

CHAPITRE I

Formes cliniques

Lorsque le bacille de la tuberculose arrive à la surface ou dans l'épaisseur de la séreuse péritonéale et qu'il s'y développe, les lésions qu'il engendre et l'évolution de ces lésions varient beaucoup suivant les cas. À ce point de vue on peut distinguer un certain nombre de formes que nous allons étudier. Cette étude nous permettra de prendre un aperçu d'ensemble de la question et nous servira de guide au milieu des développements que comportera ce travail.

La péritonite tuberculeuse se présente sous deux formes principales : *la forme localisée* et *la forme généralisée*.

Sur la *première* nous n'insisterons pas. Disons seulement que le plus souvent c'est une poche enkystée, uniloculaire, renfermant un liquide séreux ou purulent. Ces formes, telles que la périhépatite, la périsplénite, la pelvipéritonite, la péritonite herniaire, la pérityphlite tuberculose, sont rares chez les enfants. Elles sont le plus souvent associées à une tuberculose plus ou moins généralisée à tout le péritoine, dont elles représentent la lésion initiale, quelquefois la lésion prédominante.

La *seconde* forme dite généralisée se présente sous deux types : *la forme aiguë* et *la forme chonique.*

La forme aiguë répond à la tuberculose miliaire généralisée, à la granulie péritonéale ; elle n'est ordinairement qu'un élément peu important au cours d'une maladie générale aiguë, presque toujours mortelle. Souvent elle n'est qu'un des épisodes demeuré inaperçu au milieu de l'intensité des symptômes de l'infection générale. La maladie survient : tantôt chez un tuberculeux avéré, elle est une complication terminale ; tantôt elle se développe chez un sujet porteur d'un foyer latent de bacillose, chez un sujet qu'on ne sait pas tuberculeux, aussi le diagnostic n'est-il souvent fait qu'à l'autopsie.

Cependant on peut être mis sur la voie par le météorisme et l'ascite, les vomissements alimentaires et bilieux, la température élevée ; la courbe thermométrique se tient aux environs de 39°5 à 40° le soir, et n'a qu'une faible rémission le matin. Le malade a le facies décoloré, grippé ; il se plaint de point de côté siégeant tantôt à droite, tantôt à gauche, de douleurs sourdes dans les flancs, d'une légère oppression. Les phénomènes généraux prennent peu à peu une acuité croissante, et après des épistaxis répétées, du purpura, des eschares, le malade meurt dans le coma.

A l'autopsie on trouve la plupart des organes parsemés de granulations miliaires. Ainsi, les poumons, les plèvres, la rate, le foie, les ganglions lymphatiques, la muqueuse des voies digestives dans ses divers segments renferment des granulations grises. Dans le péritoine on trouve souvent une certaine quantité de liquide, peu abondante d'ailleurs chez les enfants. La caractéristique de cet épanchement est d'être séro-fibrineux le plus souvent. La séreuse est criblée de granulations gris blanchâtre ou rosées, dures, tantôt profondément enchâssées dans la paroi, tantôt superficielles, transparentes et comme semées sur le péritoine.

Nous verrons au cours de ce travail quelle est la gravité de cette affection et combien la thérapeutique est impuissante contre cette granulie rapide. Quelques auteurs pensent que la présence de l'ascite est un signe de défense de l'organisme ; pour eux, elle marque les formes atténuées qui sont spontanément curables, ou constitue le premier stade du passage de la lésion à l'état chronique.

La forme chronique comporte quatre subdivisions : la forme ascitique pure, la forme fibro-caséeuse, la forme fibro-caséeuse avec abcès périombilical, et la forme fibreuse ou fibro-adhésive.

Forme ascitique. — C'était « l'ascite des jeunes filles » de Cruveilhier, et c'est elle que M. Marfan a justement appelée « ascite chronique curable de la grande enfance ». Si nous voulions mettre un lieu entre les diverses formes, nous pourrions dire qu'elle est *quelquefois* l'aboutissant de la forme miliaire aiguë.

Les signes cliniques qui marquent le début de la forme ascitique ont une allure particulière, intermédiaire entre les formes aiguës et les formes chroniques. On observe des douleurs vagues dans l'abdomen, s'exaspérant à certains moments sous forme de coliques. Les évacuations alvines sans être fréquentes sont souvent liquides ou demi-molles. Rarement il y a des nausées ou des vomissements. En même temps on observe un peu de fièvre, un peu de malaise, de la pâleur du visage, un certain degré d'amaigrissement. Mais ces symptômes sont de courte durée et ce sont là des prodromes qui d'ailleurs peuvent manquer; après une quinzaine de jours l'état général est redevenu normal, seul l'état local attire l'attention.

Le ventre de l'enfant augmente de volume, et cette tuméfaction au début est due pour Guéneau de Mussy à de la distension gazeuse. Mais peu à peu, progressivement l'ascite s'installe, et c'est une particularité de cette forme, que l'épanchement se fait d'une façon lente et insidieuse sans dilatation des veines sous-cutanées abdominales. A cette période de début, on remarque à l'auscultation les signes d'un léger épanchement pleural bientôt dissipé.

Plus tard, la présence de l'ascite est manifeste. Les anses intestinales sont refoulées en haut vers l'ombilic et l'épigastre ; le liquide occupe le bas-ventre et la matité qui le décèle affecte la forme d'un croissant à concavité regardant en haut. L'abdomen est distendu fortement, c'est le ventre en obusier par opposition au ventre de batracien à flancs élargis du cirrhotique.

Au point de vue anatomique voici quelles sont les lésions qui caractérisent cette forme. La séreuse est parsemée de granulations tuberculeuses moins superficielles que dans la forme aiguë et qui ont leur point de départ dans le tissu conjonctif sous-péritonéal ; elle est dépolie par places, injectée, recouverte d'un exsudat fibrineux. L'épiploon demeuré mince présente de petites taches opaques que l'on peut voir par transparence et qui sont des tubercules. Le développement de ces granulations entraine une inflammation du péritoine qui se traduit par un épanchement d'abondance variable, le plus souvent quatre ou cinq litres. C'est un liquide jaune citrin, transparent, quelquefois séro-purulent, semblable à du petit lait ou sanguinolent. Il contient d'après M. Marfan moins d'albumine et de sels minéraux que les liquides ascitiques ordinaires.

Nous n'insisterons pas plus longuement sur cette forme ; quand nous aborderons le traitement chirurgical, nous parlerons de l'évolution de cette affection et nous conclurons à la thérapeutique qui nous semble indiquée d'après la marche même de la maladie. Qu'il nous suffise de dire ici que si la granulation poursuit sa marche progressive, si elle s'agrandit, si elle subit la dégénérescence caséeuse, il en résulte une nouvelle modalité clinique de la péritonite tuberculeuse : la forme fibro-caséeuse.

Forme fibro-caséeuse. — Lorsque la péritonite, d'abord ascitique, arrive à ce stade, on est frappé de la diminution du liquide et de sa tendance à s'enkyster; il perd sa mobilité en même temps que la limite supérieure de la matité se modifie et devient irrégulière. Le ventre reste toujours volumineux et, au palper, on sent qu'il est inégal, résistant, empâté; on perçoit nettement l'existence de masses indurées, un peu bosselées, qu'on désigne sous le nom de gâteaux péritonéaux. Ces plaques siègent toujours dans les environs de l'ombilic; elles répondent le plus souvent à une infiltration tuberculeuse du grand épiploon. Lorsque celui-ci est rétracté, on peut le sentir sous forme d'une corde tendue d'un hypocondre à l'autre, c'est « la corde épiploïque » de Velpeau et d'Aran. Par la palpation et la percussion, on provoque parfois des bruits hydro-aériens; ils sont dus à la pénétration des gaz de l'intestin dans une poche kystique.

La peau de l'abdomen est lisse, tendue, pâle et sèche, sillonnée de veines dilatées. Les troubles fonctionnels sont variables. L'appétit est souvent conservé; il y a des alternatives de diarrhée et de constipation. Les urines sont rares et colorées, elles rappellent l'aspect de celles des cirrhotiques. Les douleurs abdominales spontanées sont rares, mais la sensibilité est marquée à la pression surtout sur le trajet des côlons.

L'état général subit l'influence du processus local. Lorsque la dégénérescence caséeuse et l'ulcération se produisent, une fièvre vespérale apparaît et le malade s'amaigrit. Il y a des alternatives de repos et de poussées septicémiques au cours desquelles on trouve souvent des signes non douteux d'infiltration bacillaire plus ou moins étendue à l'auscultation; puis, à la longue, la cachexie s'établit définitivement.

A l'autopsie, ce qui frappe tout d'abord, c'est l'épaississement, la vascularisation, l'aspect tomenteux, la friabilité du péritoine réuni d'une part à l'aponévrose par des adhérences lâches, de l'autre intimement fusionné avec l'intestin; c'est aussi le nombre et l'épaisseur des adhérences unissant les organes abdominaux entre eux et à la paroi. Maurange décrit ainsi ces lésions : « Les adhérences sont constituées par des fausses membranes épaisses, d'une coloration rougeâtre ou blanc jaunâtre, infiltrées de granulations, criblées de masses caséeuses et de petits abcès circonscrivant une série de loges remplies tantôt d'un liquide séreux, parfois chyliforme, tantôt d'un pus sanguinolent, chocolaté, quelquefois graisseux, provenant de la fonte des tubercules eux-mêmes.

« Le grand épiploon est fortement épaissi — il atteint jusqu'à un centimètre, un centimètre et demi, — se ratatine et s'accole au côlon transverse, formant ainsi une sorte de bourrelet caséeux, recouvert d'un exsudat purulent et adhérant intimement au péritoine pariétal. Le mésentère présente le même aspect.

« Les anses intestinales sont agglutinées entre elles, si bien qu'elles ne semblent former qu'un seul bloc, duquel on ne peut les séparer qu'en les sculptant, pour ainsi dire, dans un amas de néo-membranes fibreuses, infiltrées de tubercules et de matières caséeuses, cloisonnant des loges purulentes. »

Enfin, les ganglions mésentériques, la rate, le foie, participent à l'infiltration tuberculeuse. Dans la cavité thoracique on découvre habituellement des altérations spécifiques du poumon, de la plèvre, des ganglions bronchiques.

L'évolution peut se faire de deux manières : ou bien sous l'influence du traitement la maladie peut évoluer vers la guérison, ou bien l'état général ira en s'affaiblissant, la fièvre subira une exaspération vespérale et la péritonite marchera vers la forme fibro-caséeuse suppurée.

Forme fibro-caséeuse suppurée. — C'est ordinairement aux environs de l'ombilic que la collection purulente se fait jour vers la peau. On voit apparaître en ce point une tumeur indolente, rouge, qui devient fluctuante ; la peau s'amincit, une perforation s'opère par laquelle il s'écoule un liquide séro-purulent, d'une grande fétidité, quelquefois mélangé de matières fécales, c'est le phlegmon péri-ombilical de la péritonite tuberculeuse bien décrit par Vallin et Hilton-Fagge.

A la suite de ces suppurations localisées, de ces fistules diverses qui lui succèdent, il s'établit le plus souvent une septicémie chronique et souvent mortelle si l'on n'intervient pas chirurgicalement.

Forme fibro-adhésive. — Nous voici arrivé par la marche même de l'affection à la dernière modalité clinique que peut présenter la péritonite tuberculeuse, la forme fibro-adhésive. Cette forme représente ordinairement l'évolution spontanée du tubercule vers la guérison. Elle est donc l'aboutissant de la forme fibro-caséeuse. Voici quel en est le tableau clinique le plus fréquent. L'ascite disparait peu à peu, la fluctuation perd sa netteté comme si le liquide s'était épaissi. La consistance du ventre devient pâteuse puis plus ferme, et au palper on sent bientôt des petites masses dures d'étendue et de forme variable. C'est la sclérose curatrice. Malheureusement, quelquefois par son intensité et son étendue cette sclérose peut devenir un danger. Des phénomènes de compression surviennent, l'ascite se reproduit par le fait de compression de la veine porte ou d'une granulie terminale. Parfois encore, on voit la péritonite adhésive redevenir fibro-caséeuse, l'organisme qui l'avait tout d'abord emporté sur le bacille subit à nouveau des troubles de nutrition et la prédisposition qui s'était éteinte se trouve rallumée. C'est dans cette forme qu'il n'est pas rare d'observer, ainsi que l'a si bien montré Lejars, des phénomènes d'occlusion intestinale.

Nous en avons fini avec l'étude des diverses variétés cliniques que peut revêtir la tuberculose du péritoine. Si nous nous sommes un peu attardé sur ce sujet, c'est que la connaissance des lésions dans leurs signes cliniques et macroscopiques éclaire tout particulièrement la question du traitement.

Avant d'arriver au traitement médical, nous allons exposer les raisons qui nous font condamner dans la plupart des cas le traitement chirurgical.

CHAPITRE II

Laparotomies

Après l'erreur historique de Spencer Wells, la péritonite tuberculeuse quitta au point de vue thérapeutique le domaine de la médecine. Une foule de travaux importants consacrèrent l'évolution vers le traitement chirurgical et l'enthousiasme fut tel que l'intervention fut employée dans les cas même les plus désespérés, aggravant ainsi des lésions irrémédiables et hâtant la mort.

Puisque l'intervention chirurgicale a semblé s'imposer si longtemps, et que des chirurgiens de la valeur de Bouilly, Berger, Routier, Schwartz, Legueu, pour ne parler que des opérateurs français, ont vu dans cette méthode le traitement de choix de la péritonite tuberculeuse, il nous est nécessaire avant d'aller plus loin d'en discuter les résultats immédiats et surtout éloignés, d'en signaler les dangers et les contre-indications, et de dire dans quelles circonstances on doit y faire appel.

Comment pratique-t-on la laparotomie ? La plupart des chirurgiens font l'incision sur la ligne médiane, sous l'ombilic, sur une longueur de 7 à 9 centimètres ; on incise la paroi abdominale couche par couche ; cette incision médiane est la règle même si le foyer paraît circonscrit et latéral. Dans les cas où l'on soupçonne l'existence d'adhérences contre la paroi abdominale, l'incision doit être faite avec une extrême prudence.

Après l'ouverture du ventre, on évacue le liquide en s'aidant par la compression des flancs ; dans les formes fibro-caséeuses, il faut inciser les collections purulentes enkystées et les vider. Dans ces cas si on se trouve en face d'autres lésions tuberculeuses, si les annexes sont malades, les opinions des chirurgiens sont partagées sur la conduite à tenir. Les uns pratiquent l'ablation des parties malades de crainte qu'elles ne deviennent le point de départ d'une nouvelle infection, les autres préfèrent s'abstenir de tout délabrement.

La conduite tenue dans la toilette du péritoine diffère également avec les chirurgiens. Les uns pratiquent le lavage avec de l'eau stérilisée chaude, d'autres se servent de solutions antiseptiques, telles que : acide borique à 4 pour 100, acide phénique à 1 pour 100, sublimé à 0,2 pour 1000, chlorure de zinc à 1 pour 1000, etc. ; d'autres encore, et Routier est de ce nombre, saupoudrent le péritoine avec de l'iodoforme finement pulvérisé, méthode qui ne paraît pas être sans inconvénients.

Quant à la question du drainage, toutes les fois que l'indication n'en est pas formelle, l'opinion générale est qu'il vaut mieux l'éviter ; en tous cas, il y a avantage à le supprimer le plus tôt possible.

Telle est exposée sommairement la méthode. Il serait intéressant de se demander quel est le mode d'action de la laparotomie et comment se justifie son emploi dans le traitement de la tuberculose péritonéale. Mais c'est là une question à laquelle les chirurgiens peuvent difficilement répondre, car bien qu'un grand nombre d'auteurs s'en soient préoccupés, les solutions données ne sont guère satisfaisantes.

Poncet admet l'irritation substitutive causée par l'emploi des antiseptiques. Or, beaucoup de sujets ont guéri par la simple incision sans le secours d'aucun lavage ni d'aucune substance microbicide et, parmi ceux-ci, quelques-uns étaient en pleine dégénérescence fibro-caséeuse.

Cabot, Cameron, Bumm, supposent que l'évacuation de l'ascite joue un rôle capital dans le processus de guérison : le liquide contient des ptomaïnes dont l'absorption favorise la propagation de la maladie, provoque l'amaigrissement, l'altération de l'état général et la fièvre. Or l'ascite n'est pas constante et pour certains auteurs, bien loin d'avoir une action toxémique, l'ascite protège contre la généralisation.

Enfin d'autres invoquent l'action de la lumière, et ils font jouer à l'air qui pénètre au cours de l'opération dans la cavité péritonéale un rôle important dans le processus curateur. Une méthode de traitement est même née de cette idée, nous aurons l'occasion d'en parler au prochain chapitre.

Bref, le mode d'action de la laparotomie est encore fort obscur, on doit se borner à dire simplement que l'intervention chirurgicale « ne fait qu'aider puissamment à la guérison spontanée en rendant au péritoine les qualités nécessaires pour s'opposer à la marche envahissante des lésions. » Dès lors, il faut se demander quelles sont les formes cliniques qui semblent en relever plus particulièrement, et si dans la majorité des cas le traitement médical ne joue pas un rôle aussi salutaire et moins dangereux. Dans cette discussion nous allons successivement passer en revue les divers cas que notre étude des modalités cliniques nous a appris à distinguer.

Forme miliaire. — Et tout d'abord quels sont les résultats de la laparotomie dans la granulie péritonéale aiguë ? Là, les résultats sont nuls ; aucune statistique ne fournit de succès. Beaucoup de chirurgiens pensent qu'on doit s'abstenir : Truc, Pribram, Routier sont de ce nombre : et si quelques-uns, malgré les résultats défavorables, persistent dans l'intervention, c'est alors dans le cas de granulie aiguë limitée au péritoine.

Ils cherchent à justifier leur conduite en insistant sur l'insuccès du traitement médical. Mais M. Marfan leur fait justement observer :

« 1° Que la forme localisée est exceptionnelle ;

« 2° Qu'il est bien difficile en clinique de dire si une granulie est limitée au péritoine;

« 3° Que dans les cas où on est intervenu le résultat a toujours été fatal ;

4° Qu'on a vu parfois cette péritonite aiguë passer ensuite à l'état chronique, que les circonstances sont bien plus favorables pour l'opération lorsque cette transformation est effectuée, et qu'alors les indications de la laparotomie se posent comme pour la péritonite chronique. »

Devant l'inutilité de l'intervention chirurgicale et en présence de quelques cas de guérisons observées par M. Marfan et par d'autres médecins, qui s'en sont tenus à l'expectative, nous pensons qu'il est sage d'attendre.

Forme ascitique. — C'est dans l'ascite tuberculeuse simple de la seconde enfance que les résultats de la laparotomie sont les plus brillants ; c'est dans cette forme que les meilleures statistiques sont relevées, celle de Legueu donne 75 pour 100 de guérisons ; aussi les chirurgiens insistent-ils beaucoup sur l'utilité d'intervenir dans cette forme. Or la critique attentive des observations montre que cette opinion est très contestable. Certains auteurs, et parmi eux, Kœnig, pensent que loin d'être une indication, l'ascite est plutôt une contre-indication. Ils ne sont pas éloignés de croire que l'épanchement liquide est l'expression même de la résistance du sujet. N'a-t-on pas découvert, disent-ils, dans le liquide épanché une substance ayant manifestement une action bactéricide (Gatti) ? et cela est si vrai, ajoutent-ils, que si l'on compare au point de vue clinique la gravité des péritonites sèches avec celle des péritonites ascitiques, on voit que les premières impliquent toujours un pronostic plus sévère. Il est bien entendu, ajoutent-ils, que de ces péritonites sèches sont exceptées les formes de guérison.

M. Dupré se rapproche de l'opinion de Kœnig quand il écrit : « La péritonite tuberculeuse guérit seule très souvent comme guérissent bon nombre de pleurésies démontrées bacillaires par l'inoculation. Ce sont les formes susceptibles de guérison spontanée qui bénéficient le plus de l'intervention chirurgicale. L'opération n'a donc pour effet que d'activer, de favoriser le processus curateur naturel, mais celui-ci se marque déjà dans la péritonite comme dans la plèvre par l'existence même et la nature des lésions provoquées par l'infection. Aussi peut-on appliquer textuellement les réflexions judicieuses que Péron émet à propos du pronostic de la pleurésie séro-fibrineuse : la péritonite similaire est la preuve de la tendance spontanée à la guérison du processus tuberculeux local et de la résistance naturelle de l'homme à l'égard de l'affection tuberculeuse. » Dupré ne croit même pas que l'abondance du liquide soit un motif d'intervention, car, dit-il, « envisagée en soi, l'ascite même considérable n'a rien qui doive inquiéter le médecin, l'organisme faisant lui-même les frais de la cicatrice ».

C'est là une grosse question de pathologie générale, et nous n'avons point la compétence nécessaire pour nous prononcer sur ce point. Mais quelle que soit la cause de la tendance à la guérison spontanée des formes ascitiques généralisées, on ne saurait nier les résultats superbes que donne le traitement médical. Les guérisons obtenues par cette méthode sont nombreuses. Au cours de ce travail nous reproduirons plusieurs observations de cures définitives, entre autres, le cas presque désespéré d'une petite fille qui partit à Berck avec des lésions disséminées multiples, et qui en revint dans un état de santé superbe. Aussi, le traitement médical donnant des résultats au moins équivalents à la laparotomie, et quelquefois meilleurs que ceux que l'on serait en droit d'attendre de l'intervention chirurgicale, nous n'hésitons pas à les recommander de préférence.

Forme fibro-caséeuse. — En étudiant les diverses formes de la péritonite tuberculeuse, nous avons vu que, si dans la forme ascitique la granulation poursuivait son évolution progressive, il en résultait la forme fibro-caséeuse ; à ce stade le traitetement chirurgical sera-t-il indiqué ?

Les avis des chirurgiens sont sur ce point très partagés. Les statistiques ne sont plus aussi belles, les plus heureuses ne dépassent pas 60 pour 100, et il faut bien remarquer que les résultats publiés sont des résultats immédiats, car peu de malades ont été suivis après leur sortie de l'hôpital. C'est là un fait de la plus haute importance, et M. Legueu le reconnaît d'ailleurs quand, dans un article qu'il publiait en 1894 sur l'intervention chirurgicale dans la péritonite tuberculeuse, il écrit : « Il faut distinguer l'amélioration d'avec la guérison. S'il est vrai que la plupart des opérés bénéficient pendant les quelques mois qui suivent l'intervention d'une amélioration sérieuse, constituée par un arrêt dans l'évolution des lésions, tous ne sont pas guéris, et au bout d'un temps plus ou moins long, la maladie reprend son cours et la mort survient. Aussi pour dire guérison est-il nécessaire de suivre les malades pendant plusieurs années. »

M. Terrier, reconnaît « également qu'il ne faut pas se fier aux résultats surprenants qui suivent une intervention pratiquée dans ces sortes de formes car, dit-il, les lésions pulmonaires persistent et il n'y a qu'une amélioration passagère » ; et le 3 décembre 1890, nous voyons M. Schwartz dans une communication à la Société de Chirurgie s'exprimer ainsi ; « Je crois qu'il faut suivre très longtemps les malades avant de les croire définitivement guéris. »

M. Jalaguier va plus loin, il s'oppose nettement à toute intervention. Son opinion est fondée sur sa statistique personnelle. Il n'a observé aucun cas de guérison après la laparotonie, bien au contraire l'opération lui a paru avoir agi défavorablement sur l'évolution de la tuberculose péritonéo-intestinale ; trois fois sur quatre, il y a eu formation secondaire d'une fistule stercorale.

Cette manière de voir est corroborée par le professeur Monti de Vienne : « Dans la péritonite tuberculeuse, avec de très fortes adhérences de l'intestin, ou avec tuméfaction considérable des ganglions mésentériques avec très peu d'exsudat liquide, la laparotomie est contre-indiquée ; elle peut avoir des conséquences fâcheuses.»

Nous avons tenu à faire ressortir les dangers de l'intervention chirurgicale par les chirurgiens eux-mêmes. Etant donc donné les bons résultats obtenus dans la forme fibro-caséeuse par le traitement médical — notre thèse en renferme plusieurs observations — nous croyons pouvoir dire que la cure hygiénique sera dans la forme fibro-caséeuse comme dans la forme ascitique la méthode de choix.

Cependant avec MM. Comby et Marfan, nous exceptons les formes localisées où il y a une collection liquide enkystée ; dans celles-là la chirurgie rend de véritables services.

Il en est de même dans la variété de phlegmon péri-ombilical. Il semble que ces malades doivent être abandonnés à la laparotomie. Si en effet on cite quelques guérisons obtenues par l'attente, et plusieurs médecins parmi lesquels : MM. Comby, Siredey, Marfan, Landouzy, Hochaus, Gluck, rapportent quelques cas heureux, ce sont là néanmoins des faits isolés et qui n'ont d'autre intérêt que leur rareté. C'est pourquoi nous préférons la conduite proposée par Maurange, c'est-à-dire l'opération toujours. La statistique publiée par Aldibert justifie dans cette forme l'intervention chirurgicale, et nous devons dire que la meilleure raison de cette conduite, nous la trouvons dans l'épuisement considérable que les fistules intarissables font subir aux malades.

Forme fibro-adhésive. — Pour terminer cette discussion sur le traitement chirurgical, il nous reste à parler de la conduite à tenir dansla *forme fibro-adhésive.*

Cette forme est très rare à l'état de pureté ; elle représente le plus souvent un processus de guérison. Nous comprenons que les interventions aient été suivies de succès, mais l'affection eût tout aussi bien guéri sans opération ; car pourquoi intervenir alors que la maladie marche d'elle-même vers la guérison ? Il faut donc dire : l'indication d'opérer est constituée à ce stade moins par la nature même de l'affection que par quelques-unes des complications qui viennent modifier sa marche. La caractéristique anatomique de cette forme consiste dans des adhérences fibreuses ; celles-ci se résorbent lentement, elles persistent quelquefois indéfiniment, elles peuvent être la source et l'origine de douleurs violentes, et parfois elles amènent des étranglements de l'intestin pour lesquels il faut rapidement opérer. L'occlusion intestinale, voilà à quoi, à notre sens, doit être limitée l'intervention chirurgicale dans la péritonite tuberculeuse à forme fibro-adhésive.

Nous espérons avoir suffisamment montré pour les diverses variétés cliniques l'indication du traitement médical. S'il était besoin d'insister davantage, nous n'aurions qu'à parler de la coexistence si fréquente de la péritonite tuberculeuse avec d'autres lésions bacillaires. Nous verrions alors que la dissémination des lésions tuberculeuses est une contre-indication absolue de la laparotomie ; non pas sans doute lorsqu'on se trouve en présence d'une tuberculose pulmonaire discrète, limitée au sommet, sans signes de ramollissement ; mais, par contre, dans les cas assez fréquents où une adénopathie trachéo-bronchique, un ramollissement du poumon, une cachexie extrême, viennent s'ajouter aux lésions péritonéales. Et il nous faudrait encore citer comme contre-indication, une albuminurie chronique, sans que d'ailleurs il importe que les lésions qui l'engendrent soient ou ne soient pas de nature spécifique.

Aussi nous pensons que dans presque tous les cas — sauf les exceptions que nous avons signalées, — le traitement médical peut être opposé à la laparotomie ; les résultats obtenus sont au moins aussi brillants et les dangers sont moindres. D'ailleurs les chirurgiens ne disent plus aujourd'hui avec O. Callagham que toutes les péritonites tuberculeuses doivent être ouvertes. Bon nombre d'entre eux reconnaissent qu'en face d'une péritonite à forme ascitique ou fibro-caséeuse il n'est pas permis de désespérer du traitement médical. En regard des succès qu'il donne, les résultats de l'intervention chirurgicale ne sont pas meilleurs quand ils sont bons. Malheureusement, dit M. Comby, il n'en est pas toujours ainsi. « L'opération est grave, elle est dangereuse immédiatement. De plus elle ne s'adresse qu'à une localisation des lésions. Or, il ne faut pas l'oublier, l'infiltration tuberculeuse n'est jamais strictement localisée. A côté des lésions apparentes, il faut compter avec celles que le plus fin examen clinique ne peut découvrir, mais qui coexistent cependant dans les 9/10es des cas, nous voulons parler de la tuberculose des ganglions du médiastin. Ces ganglions ne peuvent être améliorés par l'opération, ils restent perpétuellement un foyer prêt à lancer sur n'importe quel organe des bacilles parfaitement virulents. Une dépression momentanée peut déterminer cet ensemencement; or, l'opération n'est-elle pas, avec la perte de sang qu'elle occasionne, l'immobilité qu'elle nécessite, le trouble moral qu'elle apporte, une cause de déchéance de premier ordre? L'opération en un mot est dangereuse; les résultats qu'elle donne sont inférieurs au traitement général. »

Il nous faut maintenant examiner la valeur thérapeutique d'un certain nombre de traitements qui ont été préconisés depuis 1890. Ces divers procédés que l'on peut classer sous le titre de « *Ponctions suivies d'injections modificatrices* », font véritablement partie de la chirurgie dite médicale. Leur étude nous servira de transition pour arriver au traitement médical proprement dit.

CHAPITRE III

Ponction suivies d'injections modificatrices.

Le 10 octobre 1890, Debove après avoir rappelé l'erreur de Spencer Wells et la conduite des chirurgiens depuis cette époque disait : « Si un lavage produit d'aussi heureux résultats, n'est-il pas possible de le pratiquer par une simple ponction sans laparotomie ! C'est ce que j'ai fait chez une femme de 28 ans atteinte de péritonite tuberculeuse ; le diagnostic n'était pas douteux, car on a injecté dans le péritoine de trois cobayes du liquide ascitique de la malade et ces trois cobayes devinrent tuberculeux.

« Après avoir ponctionné la malade, on lui lava la cavité péritonéale avec deux litres d'eau saturée d'acide borique. Au bout de huit jours la situation était très améliorée, elle a augmenté de douze livres et actuellement on peut la considérer comme guérie . »

Cette observation démontre que pour laver le péritoine il n'est pas nécessaire de faire la laparotomie et que le simple lavage peut suffire pour amener la guérison d'une péritonite tuberculeuse. Or la laparotomie étant une opération grave, il est préférable de l'éviter lorsqu'elle ne s'impose pas.

Cette méthode assez séduisante fut employée par Caubet, Baylac, et elle eut en Riva un ardent défenseur. Des succès ont été obtenus — on en cite une quinzaine environ dans la science —, sans que l'on ait d'ailleurs donné une explication scientifique sur le mode d'action de ce procédé.

Aussi le nombre des observations est encore bien restreint pour asseoir ce traitement sur des bases définitives et en faire la conduite rationnelle à tenir dans la cure de la péritonite tuberculeuse ; et d'ailleurs, ainsi que nous le montrerons dans un instant en faisant la critique d'ensemble des injections de liquides modificateurs, ce sont là des procédés qui ne peuvent donner de succès que dans la péritonite à forme ascitique généralisée.

Injection gazeuse. — Vers 1893, naquit une autre méthode dont Laüenstein semble avoir été le promoteur. Ce chirurgien allemand avait été frappé des expériences de Koch qui a prouvé que dans les cultures exposées à l'air, le bacille tuberculeux ne tardait pas à mourir. Or, faisant une laparotomie à une femme atteinte de péritonite tuberculeuse, après avoir retiré une grande quantité de liquide et desséché la cavité péritonéale en la bourrant de gaze stérilisée sans employer aucun antiseptique, il laissa la séreuse exposée au grand jour pendant dix minutes et il obtint un succès complet. De là à essayer dans la cure des péritonites tuberculeuses l'insufflation d'air dans la cavité péritonéale, il n'y avait qu'un pas, et ceci nous amène à dire un mot de ce traitement.

Le premier essai a été fait par le professeur Mosetig-Moorhof de Vienne, en 1892. Le cas fut publié dans la

Wiener medical Presse du 1er janvier 1893. Quelque temps plus tard, Folet de Lille répéta cette opération avec succès dans trois cas consignés dans la thèse de son élève Lenoir ; deux cas sont également cités dans la thèse de Brial de Bordeaux et c'est à peu près tout ce qu'il y a dans la science. Le manuel opératoire est des plus simples : les précautions antiseptiques ordinaires, un trocart de petit calibre, un aspirateur Potain et c'est tout ce dont on a besoin. Dans les observations citées, la guérison se manifesta dans les trois ou quatre mois qui suivirent l'intervention.

Par sa simplicité opératoire, par l'amélioration rapide qu'elle apporte, cette méthode est digne de retenir l'attention. Malheureusement jusqu'ici cette intervention n'a été pratiquée que dans des cas de péritonite tuberculeuse avec ascite ; on ne saurait donc se prononcer sur la valeur d'une méthode dont l'application est encore aussi incomplète.

Naphtol camphré. — Ce furent MM. Rendu, Catrin et Spillmann qui préconisèrent les premiers la ponction suivie des injections de naphtol camphré. Les débuts furent marqués par quelques succès et l'on crut un moment avoir trouvé le véritable traitement de la péritonite tuberculeuse à forme ascitique généralisée, lorsque le 10 mai 1895, à la Société médicale des hôpitaux, M. Netter vint rapporter un cas de mort à la suite de ponction suivie d'injection de naphtol camphré.

Il s'agissait d'une fillette de sept ans sur laquelle M. Moizard avait porté le diagnostic de péritonite tuberculeuse. M. Jalaguier avait vu la petite malade et avait conseillé d'avoir recours au traitement de Rendu, estimant le cas très propre à l'emploi de cette méthode. La nature tuberculeuse de la maladie étant mise hors de doute après vérification sur des cobayes témoins, on pratiqua la ponction dans le flanc gauche ; 3 litres de liquide furent amenés et l'on fit pénétrer 5 centimètres cubes de naphtol camphré.

Trois quarts d'heure après l'enfant fut prise d'une forte crise rappelant l'éclampsie, et dans la soirée la mort survint.

L'autopsie montra que l'enfant n'était pas atteinte de péritonite tuberculeuse, mais que l'ascite était liée à une cirrhose du foie. Cela est très important ; car comme M. Netter conclut à la mort causée par le fait de l'injection, les défenseurs de la méthode objectent immédiatement, que c'est précisément parce que l'enfant n'était pas atteinte de péritonite tuberculeuse mais de cirrhose que la mort a suivi la ponction. On sait en effet que dans la péritonite tuberculeuse la séreuse est très modifiée et s'oppose à l'absorption.

Mais M. Netter fait remarquer combien sont fréquentes les altérations du foie dans la péritonite tuberculeuse, et maintes fois ces altérations ne se traduisent pas sur le vivant par un changement appréciable du volume de l'organe. Aussi ne pouvons-nous pas être absolument assurés de ne jamais commettre d'erreurs de diagnostic.

De cette observation, des conclusions de M. Netter, d'un cas d'intoxication observé chez M. Jalaguier, que conclure ? sinon à l'extrême danger qu'offre l'emploi des injections de naphtol camphré. Et alors pourquoi employer un traitement qui expose à des suites aussi graves et qui d'ailleurs ne s'applique qu'à une forme particulière, alors que la médecine est là avec ses succès et sa sécurité.

Au reste et c'est la conclusion de ces divers procédés, aussi bien touchant les injections d'air, que les injections d'eau boriquée et de naphtol camphré, ces traitements ne peuvent s'appliquer qu'à une seule forme de la péritonite tuberculeuse, à la forme ascitique avec un liquide libre dans la cavité et simplement séreux. Car si l'on appliquait ces procédés aux formes où l'on a affaire à une série de poches enkystées, il faudrait agir sur chacune d'elles séparément, et il serait à craindre ou bien qu'un caustique, insuffisamment dilué dans une petite quantité de sérosité restante, ne produise des désordres graves, ou bien que le lavage ne fasse céder les adhérences et pénétrer dans la grande cavité un liquide qui peut être purulent.

Or, ainsi que le fait remarquer Maurange, les formes ascitiques à liquide libre sont rares ; presque toujours dans les cas les meilleurs, il y a des adhérences réunissant les anses intestinales entre elles ou avec la paroi. On peut donc outre le danger que nous signalions à l'instant toujours redouter la blessure de l'intestin, accident dont la gravité est moins grande avec la laparotomie qu'avec la ponction.

Une méthode qui présente de semblables contre-indications ne nous semble pas malgré les succès relatés pouvoir être érigée en traitement rationnel.

CHAPITRE IV

Traitement médical.

Dans son travail sur la tuberculose du péritoine et des plèvres, Boulland pose les conclusions suivantes :

« La forme miliaire est d'un pronostic très grave par elle-même et à cause des complications ;

« Le pronostic de la forme fibreuse n'est grave que chez les malades déjà épuisés ou lorsque l'exagération de la sclérose comprime les viscères, ou lorsqu'il survient des complications pulmonaires ;

« La forme ulcéreuse peut parfois guérir par transformation fibreuse calcaire. »

Et à l'appui de ses conclusions Boulland apporte des faits observés où des formes graves ont pu guérir par le traitement médical.

Nous allons à notre tour exposer ce traitement qui, aujourd'hui que l'on connaît mieux la curabilité de la tuberculose et de celle des séreuses en particulier, revient de nouveau en faveur après trente années de discrédit. Au cours de notre étude, dans les chapitres précédents, par la discussion des divers traitements de la laparotomie particulièrement, nous nous sommes appliqué à montrer que la tuberculose du péritoine relevait du traitement médical non seulement à la période de début, mais à toutes les périodes et dans toutes les formes, même dans la forme fibro-caséeuse, alors que surtout dans celle-ci la chirurgie est impuissante.

Aussi les indications du traitement médical ayant été posées, il nous reste à dire quel il est, en quoi il consiste et comment on doit le pratiquer.

Le traitement médical de la péritonite tuberculeuse est celui de la tuberculose en général, et la phrase de Bouchard est toujours vraie « Ce sont les agents de l'hygiène qui doivent primer tous les autres dans le traitement de la tuberculose. »

La base du traitement sera donc constituée par l'alimentation, le repos et l'air. Comme adjuvants à ces trois grands remèdes on doit adjoindre quelques agents médicamenteux ayant une action sur la nutrition générale et dont le rôle est d'augmenter les forces de résistance du terrain. Souvent aussi on sera forcé, au cours de la maladie, de recourir à une médication symptomatique pour combattre certains accidents tels que la diarrhée, la constipation, les vomissements et la douleur.

Traitement hygiénique. — Cure à l'air. — Faire vivre les tuberculeux dans un air toujours pur et renouvelé, telle est la règle fondamentale de la cure hygiénique de la tuberculose. La cure à l'air doit se faire le jour et la nuit.

Le jour, elle peut se faire de deux manières : soit que

le malade garde la chambre, soit que couché sur une chaise longue confortablement rembourrée et bien couvert, il passe la journée dans les galeries ou vérandas, ou encore dans un kiosque spacieux, mais toujours à l'abri des rayons du soleil.

Quand la cure se fait à la chambre et c'est le cas le plus fréquent dans la péritonite tuberculeuse, les fenêtres doivent demeurer ouvertes toute la journée à moins de vent violent auquel on ne puisse se soustraire ou de brouillards.

Si le froid est intense et que la température s'abaisse notablement, on aura recours à des moyens de chauffage. Le plus hygiénique est la cheminée ouverte qui ventile en même temps qu'elle réchauffe. Mais on peut aussi demander la chaleur nécessaire au calorifère à eau chaude ou à vapeur à basse pression. M. Chuquet bannit le calorifère à air chaud. Les tuberculeux s'habituent en général fort bien à une température basse, à condition qu'ils soient bien couverts, qu'ils aient les pieds chauds et qu'ils gardent la position horizontale.

La nuit, l'aération doit être également permanente; on obtient cette aération en ouvrant les fenêtres, c'est le moyen le plus pratique. Si l'air arrive trop directement sur le lit il est facile de s'en défendre au moyen d'un paravent.

Les moyens de ventilation sont nombreux et chaque sanatorium possède un système de ventilation plus ou moins simple, plus ou moins perfectionné. Les uns ont l'avantage de la simplicité : parmi ceux-ci le système des impostes mobiles est un des systèmes les plus simples.

Il nous faut citer également une invention du docteur Castaing qui nous paraît ingénieuse, c'est un système de vitres parallèles à ouvertures contrariées. On laisse entre les parties d'une vitre un espace libre de trois ou quatre centimètres et on obture ce vide par des vitres extérieures légèrement distantes des premières et d'une hauteur de sept à huit centimètres.

Il est des cas où les fenêtres ne doivent pas être laissées ouvertes, c'est quand il pleut, ou quand il a plu toute la journée, l'air humide est nuisible. Et si la température est très froide comme dans les climats du Nord et dans les sanatoriums d'altitude, la chambre doit être chauffée toute la nuit, tout en maintenant l'aération permanente.

Ce qu'il importe, c'est que le malade soit chaudement enveloppé dans le lit; le refroidissement ainsi ne sera pas à craindre.

Les résultats de cette cure nous sont indiqués par Daremberg: « Cette vie dans l'air pur, nuit et jour, réveille l'appétit, améliore les digestions, invite au sommeil et au calme. Et lorsque le malade a un accès de fièvre vespérale, cet accès passe inaperçu pour lui, il n'éprouve aucun malaise et, s'il ne prenait pas sa température, il serait persuadé qu'il n'a pas de fièvre. » Peu à peu il sent sa résistance grandir, son moral se relever et exercer une heureuse influence sur le physique. Les lésions pulmonaires qui coexistent si fréquemment avec les lésions péritonéales se réparent, l'affaissement organique disparaît.

Cure au repos. — La cure à l'air doit se faire au repos et c'est là le second principe du traitement hygiénique. Nous n'avons point à nous appesantir sur cette question étant donné que, dans la cure de la péritonite tuberculeuse, on a ordinairement affaire à des enfants. Dans ce cas particulier, le médecin n'aura donc pas à lutter chaque jour contre son malade pour lui interdire les exercices trop violents ou les plaisirs trop excitants. En outre, le repos est impérieusement commandé par l'état du ventre qui, ballonné ou douloureux, permettrait difficilement la marche ou la station debout.

Alimentation. — En troisième lieu viendra l'alimentation, et ce sera, avec la cure d'air, le facteur le plus important du traitement hygiénique.

L'établissement d'un régime alimentaire chez un malade atteint de péritonite tuberculeuse est une chose assez délicate. Il faut éviter autant que possible la surcharge alimentaire qui peut provoquer des troubles intestinaux gênants. Il est donc certain que l'on ne peut pas toujours soumettre des malades de ce genre au régime de la suralimentation absolue ; il faudra se contenter parfois d'une ration d'entretien nécessaire, mais ce ne devra être que momentané, et ce sera au médecin à surveiller l'intestin et à chercher à lui rendre les forces nécessaires pour digérer et assimiler un supplément d'aliments.

Les physiologistes ont pour un adulte fixé la ration d'entretien de la façon suivante : albumine, 100 gr. ; graisses, 40 grammes ; hydrates de carbone, 400 à

500 grammes ; cette ration doit être doublée pour un tuberculeux. Or, chez un enfant atteint de tuberculose du péritoine, s'il est vrai qu'on devra s'abstenir plus encore que chez un tuberculeux pulmonaire de formules d'alimentation absolues, il faudra cependant s'appliquer à permettre au malade une ration de guérison, car la ration d'entretien ne peut suffire à quiconque est en puissance de tuberculose. Pour ce faire, afin d'éviter toute cause d'irritation et de fatigue de l'intestin, on lui fera ingérer les substances les plus assimilables, les plus nutritives, de façon à lui donner sous le plus petit volume la plus grande quantité possible d'aliments.

Le professeur Grancher a l'habitude de prescrire la ration suivante : « Je donne, dit-il, deux ou trois œufs à la coque, 100 grammes de pulpe de viande crue, et un potage féculent, toutes choses qu'il convient de surajouter peu à peu ou d'emblée si l'estomac le permet à l'alimentation ordinaire. Il est sage de répartir sur les trois ou quatre repas de 24 heures cette ration de guérison, et j'ai l'habitude de prescrire par exemple les œufs à la coque au premier déjeûner ; la pulpe de viande crue au deuxième déjeûner et au goûter si le goûter est possible ; le potage épais aux féculents ou aux pâtes, riz, maïs, orge, tapioca, vermicelle, etc., au commencement du dîner. »

Daremberg est du même avis et il fait prendre la ration de guérison en quatre fois.

Nous ne donnerons pas ici les différents régimes appliqués dans les divers sanatoriums, il nous suffit d'en avoir indiqué le principe qui est toujours le même : la suralimentation. Mais les aliments qui composeront la ration de guérison sont-ils indifférents ? Ici nous touchons à un point important, et ceci nous amène à parler des aliments qui conviennent le mieux au malade soumis au régime.

Les aliments azotés sont les meilleurs. On devra donc recommander particulièrement la viande, la volaille, les œufs et le lait. Les viandes rouges, rôties, sont préférables, mais il faut se garder d'en faire un usage exclusif. Les viandes bouillies, braisées, le veau, doivent être conseillées, car la variété des mets est nécessaire pour exciter l'appétit. Certains médecins conseillent même de ne pas proscrire les sauces aromatiques et pimentées, le poivre, la moutarde et les condiments qui aident à faire supporter la viande. La richesse des volailles en substances albuminoïdes, leur agrément au goût, devront les faire entrer pour une large part dans l'alimentation. On recommandera les poissons qui renferment plusieurs principes nutritifs, les phosphates en particulier.

Mais c'est à n'en pas douter la viande crue qui rend les plus grands services.

C'est Fuster de Montpellier qui en France en a préconisé l'usage. On la prépare avec la viande de bœuf ou de mouton. Celle-ci sera préférée dans la crainte du ténia. Voici la préparation recommandée par Chuquet.

« Pour bien préparer la viande crue, on se gardera de choisir les parties d'un animal réputées les meilleures après la cuisson, comme le filet ou le faux-filet. Il faut préférer un muscle de la cuisse ne présentant pas de parties graisseuses entre les fibres et le faire couper perpendiculairement à sa direction en tranches d'une épaisseur d'un demi-centimètre. Avec un couteau à lame émoussée on râcle la tranche de viande des deux côtés et on retire la pulpe. Celle-ci est ensuite écrasée dans un mortier puis passée au tamis de toile métallique. Les fibres musculaires sont alors dans un état de division extrême, et le suc gastrique les pénètre avec la plus grande facilité, de sorte que la digestion est très rapide.»

Cette pulpe sera absorbée soit en nature dans du sucre ou du sel, soit mêlée à de la confiture, soit délayée dans du tapioca. La prise se fera au gré du malade, au moment du repas ou en dehors des repas. Après avoir débuté par 50 grammes ou pourra aller jusqu'à 150 grammes.

On peut remplacer la viande crue par l'absorption de la poudre de viande. C'est Debove qui en a préconisé l'emploi. Cette substance alimentaire quand elle est de bonne qualité est parfaitement absorbée et digérée. Elle représente quatre fois son poids de viande ordinaire ; il en résulte qu'avec un poids de poudre de 50, 100, ou 150 grammes, on fait absorber d'énormes quantités de viande.

En Allemagne, dans ces dernières années, il s'est produit un véritable engouement en faveur des peptones et des albumoses. La cause de la faveur extraordinaire dont ces produits ont été l'objet se trouve également dans la grande quantité de viande qu'ils représentent sous un petit volume : 4 grammes de peptone correspondant à 20 grammes de viande de bœuf ; mais c'est un avantage qui est contre-balancé par un gros inconvénient, la diarrhée rapidement provoquée par ce régime.

Il en est de même des jus de viande, soit fabriqués artificiellement, soit préparés au moyen de marmites américaines ou autres. Ils excitent l'appétit et favorisent l'assimilation mais ils ne peuvent pas suffire à la réparation des tissus.

Les œufs au contraire donnent d'excellents résultats. L'abumine et la graisse qu'ils contiennent sont à l'état très divisé, et facilement assimilables.

A côté des aliments azotés qui, s'ils sont les meilleurs, ne sauraient être d'un usage exclusif, il faut placer les graisses qui sont indispensables au tuberculeux. L'ingestion de la graisse ainsi qu'il en résulte d'une expérience de Ranke ralentit le mouvement de désassimilation.

La graisse se trouve dans un grand nombre d'aliments qui entrent dans l'alimentation générale, dans les diverses viandes, dans les jaunes d'œufs, les cervelles. Certains poissons en sont abondamment pourvus : harengs, maquereaux, sardines, anguilles, saumon. Ils sont pour cela d'une digestion difficile et les dyspeptiques les supportent mal ; leur emploi devra être mesuré et surveillé.

Au second plan, mais occupant encore une place importante dans l'alimentation du tuberculeux viennent les substances *hydro-carbonées*. Ce sont : le pain, les légumes secs (lentilles, haricots), réduits en purées, les pommes de terre, les pâtes alimentaires, le riz. Grancher recommande tout particulièrement le riz. Pas de légumes verts.

La boisson sera constitué par le lait. On le boira cru si l'on est sûr de sa provenance, bouilli le plus souvent ; il n'est pas besoin d'insister en effet sur les inconvénients mortels qu'il y aurait à absorber des aliments de provenance tuberculeuse. Des médecins conseillent le koumys et le képhyr aux malades qui ont de l'atonie des voies digestives. On pourra également conseiller la bière de bonne qualité, le vin blanc et le thé léger.

C'est sur ces bases que devra être instituée la suralimentation si nécessaire dans la cure hygiénique, mais des contre-indications existent parfois dont le médecin devra tenir le plus grand compte sous peine de compromettre la cure de son malade. En commençant ce chapitre nous avons indiqué les troubles digestifs. Il nous faut répéter, car c'est de la plus haute importance, que des urines troubles, fortement chargées en sels, la diarrhée, sont des signes certains qu'on a dépassé la mesure et qu'il faut diminuer la ration alimentaire. Chez ceux qui ont de l'entérite, l'alimentation devra consister surtout en œufs crus, à la coque ou durs, en viande blanche, finement hachée, en potages épais, panades, pâtes alimentaires. Debove prescrit dans ces cas pour toute nourriture 60 grammes de poudre de viande par jour.

Si l'on avait affaire à une péritonite tuberculeuse compliquée de néphrite, il faudrait, le régime lacté étant insuffisant, donner le régime ordinaire, mais en ayant soin d'éviter les viandes rouges et de donner de préférence le poulet, le porc frais ; ces viandes contenant moins de produits toxiques, les troubles fonctionnels tels que cyanose, refroidissement des extrémités, somnolence, qui sont dus à la non élimination des ptomaïnes auront moins de chances de se produire.

Tels sont les principes fondamentaux du traitement hygiénique, mais ici se pose une question : l'application de cette méthode donnera-t-elle les mêmes résultats si on la met en pratique à la ville ou à la campagne, et n'existe-t-il pas au contraire des contrées qui se recommandent au traitement médical ? Voici ce que dit Barth du traitement climatérique :

« Longtemps on a cru qu'il existait des climats indemnes de tuberculose et qu'il suffisait d'y envoyer les phtisiques pour les mettre en état de guérir. Après avoir vainement cherché l'immunité sur les côtes de Provence et le littoral Méditerranéen, on a voulu la trouver dans les pays froids du Nord de l'Europe, puis au sommet des montagnes et même dans les steppes de l'Asie Centrale. Aujourd'hui on sait que la tuberculose peut se développer partout, sous toutes les latitudes lorsque le bacille tuberculeux, apporté fortuitement, se trouve en présence d'un sujet dont la résistance est faible.

Mais s'il faut admettre que nul pays n'est à l'abri de la tuberculose, il est cependant permis de croire que certains climats plus favorables que d'autres à l'organisme du tuberculeux, peuvent le mettre en état de lutter contre la maladie avec moins de désavantage.

C'est à étudier, à reconnaître ces lieux privilégiés que s'emploie l'effort des climatologistes. Mais nulle tâche n'est plus difficile, à cause du nombre des éléments dont se compose ce qu'on nomme un climat : température, variations barométriques et électriques, hygrométricité, expositions, vents régnants, altitude, végétation, sans compter les accidents météorologiques saisonniers qui faussent les résultats des observations, quand celles-ci ne portent pas sur une longue série d'années. Les difficultés augmentent encore lorsqu'on veut appliquer à la clinique les données ainsi recueillies, et se rendre compte du mode d'action des divers éléments climatériques sur l'ensemble des malades ou sur certaines catégories d'entre eux.

Si on se place à un point de vue général, on peut dire que les idées dominantes qui dirigent les médecins dans le choix d'une station à l'usage des tuberculeux sont au nombre de deux principales.

La première, l'idée classique, celle qui se présente inconsciemment à l'esprit dès qu'il est question de faire voyager un tuberculeux, c'est la recherche d'un pays sans hiver où le malade sera soustrait à l'influence des intempéries, où il pourra vivre en plein air, sans redouter le mauvais temps et les refroidissements qu'on lui attribue, où il jouira en un mot d'un printemps perpétuel.

Les stations qui réalisent où sont supposées réaliser cet idéal sont naturellement situées dans le Midi ; de plus, elles sont presque toutes plus ou moins voisines de la mer ; ce qui n'a rien de surprenant car le climat maritime est partout remarquable par sa stabilité, par la faible amplitude des oscillations météorologiques comparée à celle des climats continentaux. En ces localités, l'influence climatérique est purement négative puisqu'elle consiste à soustraire le malade aux conditions hygiéniques mauvaises qui le menacent dans sa résidence habituelle. C'est accessoirement que l'air marin respiré sur la plage même est recherché pour son action tonique et résolutive dans la scrofulo-tuberculose.

La seconde idée, toute moderne, et dont le professeur Jaccoud est dans notre pays le plus éminent représentant, part de ce principe que la tuberculose se développe de préférence dans les milieux à atmosphère humide et chargée de micro-organismes ; que par conséquent, placer les malades dans un air pur et sec, fortement raréfié, c'est les mettre dans des conditions hygiéniques opposées à celles qui ont favorisé chez eux l'invasion bacillaire. Les stations d'altitude répondent à cette théorie ; elles sont situées à une hauteur variable, sur les montagnes et par conséquent en pays froids. »

Ceci nous amène à parler de ces deux cures climatériques si distinctes : *la cure marine et la cure d'altitude.*

Cure marine. Tandis que les anciens considéraient la cure marine de la tuberculose comme une méthode de choix, les médecins de la première moitié du siècle qui se sont préoccupés de la question, formulèrent presque tous un jugement des plus sévères contre ce traitement. Rochard, Fonssagrives, Le Roy de Méricourt, Quissac, Leroux, l'ont tour à tour condamné, qualifiant de *pieuse illusion* l'opinion de Laënnec qui n'avait point craint d'écrire : « Je suis convaincu que dans l'état actuel de la science, nous n'avons pas encore de meilleur moyen à opposer à la phtisie que la navigation et l'habitation des bords de la mer dans un climat doux, et je le conseille toutes les fois qu'il est praticable. »

Laënnec avait cependant bien vu. Le professeur Peter lui aussi avait compris l'heureux parti que l'on pouvait tirer de la cure marine ; de même Ferrand quand il écrit : « l'air marin est l'air vital pour les malades atteints de phtisie scrofuleuse » ; de même Calot ; de même Houzel qui conseille d'envoyer à la mer les phtisies scrofuleuses. Et cette formule n'est-elle pas d'Armangaud : « Un sanatorium marin est un établissement spécial où se guérissent, par un séjour prolongé dans l'atmosphère marine aidée ou non de la balnéation suivant les indications, les enfants entachés de lymphatisme, de rachitisme, de faiblesse de constitution, de scrofule. »

Les statistiques les plus récentes sont là pour démontrer les confusions et les erreurs des adversaires de la cure marine, et nombreux sont les faits cliniques à la fois précis et probants que l'on peut opposer aux arguments d'ordre purement théorique.

Les adversaires de la climathérapie marine aiment à relever certaines statistiques qui ont pour but de démontrer le chiffre élevé de la mortalité parmi les marins. La réfutation est facile. On oublie trop, et c'est pourquoi on est dans l'erreur, cette distinction, que la doctrine de la contagion éclaire d'un jour tout nouveau et tranche en faveur de l'immunité climatérique et innée des populations marines, à savoir, que lorsque l'immunité vient à se perdre, ce n'est pas le climat marin qui est en cause, mais le milieu factice et contaminé, c'est-à-dire le grand navire avec l'air vicié de ses entreponts qui est responsable.

Au point de vue médical, tout climat offre à l'étude des effets de trois ordres : *effets de préservation*, *effets physiologiques*, *effets thérapeutiques*.

La température est le premier élément de préservation, mais cette température salutaire n'est point basée sur une certaine hauteur thermométrique, le point capital ne consiste pas en climat chaud et froid, mais bien en la *stabilité thermique*, que cette stabilité soit fonction d'un climat chaud ou d'un climat froid. Les résultats cliniques obtenus à Berck ou à Hendaye sont là qui le démontrent. Ce qu'il importe, c'est un climat exempt de vicissitudes brusques. « Les brusques alternatives de chaud et de froid, les grandes et rapides oscillations nycthémérales, voilà le danger ». (Lalesque.)

A cette stabilité thermique le climat marin joint une autre propriété non moins appréciable, c'est la *stabilité hygrométrique*. Ces deux facteurs sont étroitement liés dans l'action préservatrice d'un climat. Réunis dans un même climat, ils produisent les meilleurs effets.

Mais la climathérapie n'est pas seulement préservatrice, elle ne remplit pas, comme le veut M. Barth, un rôle purement négatif ; elle a des résultats plus tangibles, des effets directs témoignant de l'action du climat sur l'état local et sur l'état général. Ces *effets positifs* constituent le groupe des *effets physiologiques* ; ils se résument en cette formule : action calmante, action tonifiante, action antiseptique.

L'action sédative se traduit par le ralentissement des mouvements respiratoires et du rythme cardiaque ; mais tandis que la respiration diminue, elle augmente d'amplitude, une plus grande quantité d'oxygène est introduite dans les voies respiratoires, il s'ensuit que l'oxygénation des globules sanguins est plus parfaite ; l'amélioration de l'état constitutionnel ou effet tonique est le résultat de ces phénomènes physiologiques. Enfin, grâce à l'ozone qu'il contient et à la présence de substances chlorurées et iodo-bromurées, l'air marin joint à toutes ces propriétés une action antiseptique.

Ce sont ces avantages multiples démontrés par les brillants résultats obtenus, qui ont fait surgir sur les côtes de la Normandie et de la Bretagne, sur le littoral du golfe de Gascogne, sur les bords de la Méditerranée, ces merveilleuses stations où chaque année des milliers d'enfants viennent chercher et trouvent la santé. Nous allons en citer quelques-unes :

Cannes offre aux malades une grande somme d'avantages : un air pur, une végétation magnifique ; peut-être peut-on lui reprocher de ne pas être suffisamment abritée du vent.

Menton au contraire est très abritée, le mistral s'y fait peu sentir ; la température y est douce et uniforme.

Nice, Hyères, Beaulieu, Monaco, Monte-Carlo, Antibes, sont des stations très recommandables ; le voisinage d'une mer splendide, un cadre de végétation d'une richesse extraordinaire, un air sec et transparent sont autant de motifs qui permettent au médecin de diriger sur ces stations ses petits clients riches.

Mais au climat de la Méditerranée nous préférons la zone atlantique de la France méridionale entre Arcachon et Pau. Dans une intéressante étude, Lalesque a fait remarquer que le climat méditerranéen était surtout un climat continental, car la Méditerranée ne possède pas les deux grands facteurs du climat marin : présence d'un courant d'eau chaude, prédominance des vents de la mer. Or ces deux facteurs, nous les trouvons pleinement réunis sur le littoral du golfe de Gascogne Aussi le climat de l'Atlantique offre-t-il avec un air tempéré et calme une constance remarquable de la température nycthémérale.

Parmi les nombreuses stations, il nous faut citer ;

Pau, la ville au climat très égal, exempt de tout vent violent, et où le printemps est plus doux que partout ailleurs ;

Dax, avec ses sources chaudes qui entretiennent une température remarquablement élevée et uniforme;

Biarritz, et tout près *Cambo* mis en honneur par le professeur Grancher ;

Arcachon, et par là il faut entendre « la ville d'hiver », qui située en arrière de la station balnéaire et y attenant pour ainsi dire, se trouve bâtie au milieu d'une véritable forêt de pins. Là ont surgi des centaines de magnifiques habitations, de splendides châlets, de gracieuses villas où viennent hiverner et respirer malades et convalescents. La nature s'est montrée particulièrement bienveillante pour cette ville qui abritée des vents par ses dunes, de l'humidité par son terrain sablonneux, offre une remarquable action sédative par sa température constante, son état hygrométrique, sa haute pression barométrique; et une action tonique véritable grâce à sa forêt de pins maritimes, à la pureté de son air, et à sa richesse en ozone.

Pour terminer cette étude du climat marin il nous faut mentionner deux sanatoriums relevant de l'Assistance publique, et où ont été obtenues plusieurs cures que nous relatons au cours de ce travail.

Le premier en date est l'*Hôpital de Berck-sur-Mer*. Fondé en 1861, cet établissement dépend de l'Assistance publique. Le nombre des lits n'était que de 100; huit années après, il était porté au chiffre de six cents. Ces chiffres ont toute leur éloquence et mieux que toutes les statistiques ils attestent le résultat de la cure marine dans cette station.

A côté de cet hôpital se trouve rattaché l'*Hôpital des Enfants-Assistés*. Tous les deux sont sous la direction de M. le docteur Ménard, chirurgien et médecin en chef.

Le second, de fondation plus récente, est situé à *Hendaye*. Les travaux avaient été commencés en 1897, l'inauguration de l'hôpital a eu lieu en 1899.

Bâti à trois kilomètres d'Hendaye, à l'embouchure de la Bidassoa, sur les confins de la France et de l'Espagne, dans une sorte de cuvette protégée de la brise trop vive de l'Océan, cet établissement, œuvre de l'architecte Belouet, comprend huit pavillons isolés, quatre pour les garçons et quatre pour les filles. Un pavillon d'observation pour les nouveaux arrivés avec 26 lits et une infirmerie de 17 lits complètent ce sanatorium où rien ne semble laisser à désirer. L'hospitalisation peut y être de 200 lits, et M. Sevestre, dans un rapport sur Hendaye, nous fait connaître que ce sanatorium a été créé pour les enfants pauvres auxquels le climat de Berck ne saurait convenir.

D'autres sanatoriums publics ou privés, tels que Saint-Pol-sur-Mer, Pen-Bron, Saint-Trojan, Banyuls-sur-Mer, ont été construits. Il faut espérer que le mouvement qui s'accuse continuera, et que l'Assistance publique ou la charité privée multiplieront ces hôpitaux marins, où, chaque année, des milliers de petits Parisiens malingres, mal logés, mal nourris, viendront se revivifier, respirer l'air pur et reconquérir les forces que même le bien-être ne pourrait leur rendre à Paris.

Cure d'altitude. — Immédiatement à côté de la cure marine, il faut placer la cure d'altitude. Très préconisée autrefois, alors que les adversaires de l'air marin étaient en majorité, la cure d'altitude voit aujourd'hui diminuer le nombre de ses partisans au profit de la cure marine, mais elle n'en reste pas moins un traitement de choix.

Par région d'altitude vraie, il faut entendre les régions situées de 1.500 à 1.800 mètres; mais quand on parle de stations d'altitude, c'est le plus souvent de stations situées à des hauteurs de 800 à 1,000 mètres. A ce niveau, l'air est suffisamment frais, suffisamment pur, suffisamment sec. « Le climat des stations d'altitude, dit Lauth, présente quelque chose d'artificiel et dépend en grande partie de circonstances purement locales. C'est ainsi qu'abritées du côté nord, elles sont en général soustraites à l'action directe des vents froids du nord, si fréquents en hiver; exposées au midi, elles reçoivent du matin au soir la totalité des rayons du soleil; éloignées des grandes sources de vapeurs d'eau, telles que lacs et torrents, elles jouissent d'une atmosphère remarquablement sèche que ne troublent que rarement les brumes et les brouillards. En imaginant une station très abritée en outre du côté de l'ouest on pourrait la soustraire aux vents d'hiver qui amènent les mauvais temps, les neiges, les pluies et les brouillards. On aurait ainsi une station parfaite, jouissant du climat idéal de montagne et où s'observerait un printemps perpétuel. Malheureusement il ne peut en être ainsi. Les stations qui sont très habitées n'ont pas de soleil et des hivers très froids; celles au contraire que leur situation expose de l'est à l'ouest à la totalité des rayons du soleil, ont un climat très variable, une atmosphère sans cesse agitée par des vents et des courants d'air locaux. »

Le climat d'altitude est un bon climat parce qu'il nous donne le beau temps, le calme de l'atmosphère, l'absence de brouillards, la sécheresse et la pureté de l'air. Pour tous ces motifs, c'est un climat à action tonique et excitante, générale et locale.

Sous l'influence de la raréfaction de l'air la respiration devient plus active, les inspirations plus profondes.

La circulation s'accélère, les battements du cœur sont plus rapprochés, le sang afflue à la peau et la décongestion des organes centraux se produit ; la circulation étant plus active, la stase veineuse disparait. A l'activité de la circulation s'ajoute un changement considérable de la constitution du sang, et sous l'influence d'une hématose plus complète les gobules rouges augmentent.

Les fonctions digestives participent aussi à cette excitation. L'appétit est réveillé ; la digestion et l'assimilation se font mieux ; une plus grande quantité de matériaux est introduite dans l'organisme qui doit consommer plus d'oxygène pour les brûler ; les échanges sont activés, les forces se relèvent et l'état général s'améliore.

Tels sont les résultats obtenus grâce à cette cure qui se pratique surtout en Allemagne et en Suisse. Les stations d'altitude les plus célèbres sont : Davos, Andermatt, Leysin, Arosa. Dans le Taunus à Falkenstein, se dresse un sanatorium modèle. En France, nous ne possédons pas de stations d'altitude à proprement parler et cependant l'Auvergne, les Vosges, les Pyrénées offrent des altitudes qui pourraient sous tous les rapports rivaliser avec celles que nous citions plus haut.

Nous devons dire en terminant qu'à côté de l'air marin et des altitudes, la cure d'air et la suraération peuvent à la rigueur s'entendre autrement encore. A défaut de ces deux grandes ressources nous pouvons en effet conseiller à nos malades le séjour en pleine campagne, au milieu d'une forêt de sapins, dans un cottage bien ensoleillé, à l'abri des intempéries du vent et des poussières.

Traitement médicamenteux. — Parmi les médicaments qui viendront coopérer au traitement hygiénique, il nous faut citer en première ligne : l'huile de foie de morue, l'arsenic, le tanin. La créosote, les préparations phosphatées et glycéro-phosphatées, les hypophosphites pourront être également employés. Cette médication sera complétée par l'emploi de certains médicaments destinés à combattre les différents accidents qui peuvent survenir au cours de la maladie. Nous allons nous arrêter un instant sur l'étude de certains agents médicamenteux.

L'huile de foie de morue, quand elle est tolérée par l'estomac, est un admirable médicament. En faisant subir aux foies de morue une certaine préparation on obtient une huile de teinte différente suivant le point où est poussée la préparation. Les huiles vendues dans le commerce sont : blanches, blondes, ou fauves.

L'huile de foie de morue traverse les membranes animales plus facilement que les autres huiles, et tandis que 30 grammes d'huiles végétales déterminent une véritable indigestion, l'huile de foie de morue peut être absorbée en quantité considérable.

Elle agit par ses corps gras, et c'est à leur légère acidité et aux principes biliaires qu'elle renferme qu'elle doit d'être rapidement assimilable. En dehors de l'oléine et de la margarine, aliments gras précieux, l'huile de foie de morue contient de nombreux composés phosphorés, des phosphates, de l'acide phospho-glycérique, des lécithines. Gautier fait remarquer que ce phosphore, sous forme de combinaison organique, entre en cet état dans la constitution des noyaux cellulaires et des cellules du système nerveux.

M. Gautier et M. Mourgues ont aussi trouvé dans ces huiles des alcaloïdes nombreux : la butylamine, l'amylamine, la morrhuine, toutes substances qui excitent l'activité du système nerveux trophique et augmentent l'appétit. Ces éléments importants manquent dans les huiles blanches, il faudra donc proscrire ces huiles et ordonner les huiles fauves qui sont les plus efficaces.

La prise minima d'huile de foie de morue sera de 4 cuillerées à soupe, et il faudra aller, si c'est possible, jusqu'à 8, 10 et même 12 cuillerées, par jour ; on en cessera l'emploi pendant quelque temps quand l'appétit semblera diminuer.

M. Grancher apprécie ainsi l'huile de foie de morue : « J'ai vu assez souvent, dit-il, dans les divers services dont j'ai été chargé, des malades à qui l'huile de foie de morue a fait le plus grand bien, et je pourrais publier l'observation de quelques-uns d'entre eux qui dans des conditions favorables ont pu après plusieurs mois de cette médication, obtenir une guérison temporaire, sorte de trêve du mal qui permet au malade de reprendre la vie commune avec toutes ses fatigues pendant plusieurs mois ».

Pour M. Jaccoud, l'huile de foie de morue est l'agent le plus puissant du traitement pharmaceutique ; et quant à nous, nous croyons que la cure d'air au repos n'est tolérée que grâce à la suralimentation et surtout grâce à une alimentation riche en matières grasses. Une nourriture exclusivement basée sur les albuminoïdes ne donnerait pas un nombre de calories suffisant pour lutter contre le refroidissement. C'est dire toute l'importance que nous attachons à l'emploi de l'huile de foie de morue comme adjuvant du traitement hygiénique.

L'*arsenic* est après l'huile de foie de morue un des meilleurs médicaments auxquels on puisse s'adresser en cas de tuberculose. Son action bienfaisante est diversement interprétée. Pour les uns, et Germain Sée est de ceux-là, l'arsenic agirait comme un médicament d'épargne ; pour les autres, l'arsenic stimulerait l'assimilation parce qu'il agirait sur le système nerveux trophique.

Moutard-Martin qui a étudié tout spécialement ce médicament en a signalé les bons effets. Sous son influence, il a vu « l'appétit des tuberculeux se réveiller, leurs forces renaître, leur teint terreux devenir clair, leur œil s'animer et leur poids augmenter. » La dose d'arsenic à conseiller ne devra pas dépasser un centigramme, et parmi les préparations les plus connues on donne : les granules de Dioscoride, la liqueur de Fowler, la liqueur de Pearson, la liqueur de Boudin.

A l'heure actuelle, c'est surtout en injections hypodermiques qu'on l'emploie le plus souvent. La forme la plus usuelle est une combinaison organique, le cacodylate de soude, qui permet d'introduire dans l'organisme cinq à six fois plus de métalloïde qu'avec n'importe quelle autre combinaison inorganique On en injecte de 0 gr. 05 à 0 gr. 10 par jour.

Un autre médicament connu déjà depuis longtemps puisqu'on l'employait au siècle dernier et qui donne d'excellents résultats, est le *tanin*.

Woillez, Raymond et Arthaud l'ont employé et en ont obtenu de très bons effets. On pourra recommander la préparation suivante

Tanin à l'alcool...	5 gr.
Glycérine........	30 gr.
Vin..............	1 litre.

et l'on conseillerait de prendre un verre à bordeaux après chaque repas.

A côté de ces agents médicamenteux il nous faut indiquer les *hypophosphites* et les *phosphates*. Chez les tuberculeux il y a déperdition de phosphates, or un excellent moyen de rendre des phosphates à l'économie, c'est de faire absorber aux malades du lait phosphaté ; on peut prescrire la formule suivante :

Biphosphate de chaux.............	10 gr.
Acide chlorhydrique ou, lactique...	3 gr.
Eau............................	300 gr.

Prendre trois cuillerées à soupe de cette solution après les repas.

La liste des médicaments susceptibles d'être employés dans la tuberculose pourrait s'étendre indéfiniment ; nous n'insistons pas plus longtemps, car, au reste, à notre sens, le traitement médicamenteux n'est pas une méthode mais simplement un adjuvant parfois utile du traitement hygiénique.

Cependant nous ne pouvons passer sous silence les bons résultats que M. Thomas de Genève obtenait récemment à l'aide des lavements d'huile de foie de morue créosotée, dans le traitement de la tuberculose péritonéale. Chaque soir on donne un lavement de 100 à 150 grammes d'huile de foie de morue émulsionnée, additionnée de 0 gr. 50 à 2 gr. de créosote suivant l'âge. La tolérance est parfaite si on a eu soin d'évacuer préalablement l'intestin, et au bout de quelques jours, le malade ne rend plus le matin qu'une très petite quantité d'huile injectée la veille.

Traitement symptomatique. — Deux accidents fréquents au cours de la tuberculose du péritoine : la constipation et la diarrhée, comportent quelques indications thérapeutiques.

Contre la *diarrhée*, on prescrira les différents antiseptiques intestinaux : benzo-naphtal, salol, naphtol B, les lavements antiseptiques au borate de soude à 2 pour 100, à l'acide lactique, etc.

La *constipation* sera combattue par les lavements émollients, huilés ou glycérinés, le calomel en pilules de 0,05.

Enfin contre la *douleur*, la révulsion sous forme de badigeonnages de teinture d'iode avec application d'une couche épaisse de collodion donnera le soulagement cherché.

OBSERVATIONS

Observation I (Inédite.)

(Service de M. Comby)

Le nommé V. A., âgé de 7 ans, entré le 11 mai 1896, salle de Chaumont, lit n° 26 bis.

Comme *antécédents personnels*, rien de particulier à signaler.

Comme *antécédents héréditaires*, l'enfant nourri au sein par la mère jusqu'à vingt et un mois, a commencé à manger à six mois ; il a eu sa première dent à cinq mois, et il a marché à onze mois. A trois ans il a eu la rougeole, et il a été soigné chez ses parents. Sa seconde maladie fut la scarlatine en août 1895. Il a été traité à Trousseau.

Etat actuel. — Le début remonte à 15 jours. Auparavant l'enfant était bien portant. Or, il y a deux semaines le petit malade a eu de la fièvre accompagnée de sueurs nocturnes, puis il a présenté une lassitude extrême avec céphalalgie et anorexie. Il n'a pas eu de vomissements mais il est très constipé, souffre de douleurs dans le ventre et a maigri beaucoup.

Le 11 mai, on trouve à l'examen un ventre ballonné, sonore partout, non douloureux à la pression.

Le 1er juillet, l'enfant a maigri considérablement ; la palpation du ventre fait sentir des gâteaux péritonéaux à droite et à gauche, mais la pression n'est pas douloureuse.

L'appareil respiratoire à l'auscultation donne des signes de pleurésie.

Le 22 juillet, les gâteaux sont devenus énormes, quoique l'état général soit meilleur. Les frottements pleuraux ont à peu près disparu. L'examen des autres organes ne présente rien d'anormal.

Le 31 juillet, l'enfant part pour la campagne à La Roche-Guyon ; il y reste plusieurs mois.

A son retour, son état général est excellent et ses gâteaux ont complètement disparu.

Observation II (Inédite.)

(Service de M. Comby)

La nommée X..., 11 ans ; entrée le 10 mars 1899, salle de Chaumont, partie pour Berck le 10 mai de la même année.

Antécédents héréditaires. — Le père est cocher, bien portant, ne présente pas d'éthylisme. Il est âgé de 38 ans.

La mère a 44 ans ; elle a eu cinq grossesses : la première s'est terminée à 8 mois ; la deuxième et la troisième ont été deux fausses couches à 3 trois mois ; la quatrième et la cinquième ont été normales et les enfants âgés de 3 et 6 ans se portent bien.

Antécédents personnels. — L'enfant est né à 8 mois. L'accouchement a été normal. La mère a nourri sa petite fille au sein jusqu'à 18 mois. La première dent à 11 mois ; a commencé à marcher à un an ; a parlé à 2 ans 1/2.

La première maladie est une rougeole à 5 ans ; puis à 8 ans, une coqueluche avec toux persistante pendant 10 mois ; à 9 ans, dyspepsie avec vomissements qui ont duré 4 mois.

Début. — La maladie a débuté le 19 novembre, c'est-à-dire il y a 4 mois. Son ventre a grossi rapidement et l'état général est devenu mauvais. L'enfant a beaucoup maigri. On l'a alors traitée par des applications de glace qui ont duré 15 jours.

Le 20 décembre, le volume du ventre a diminué et est presque revenu à l'état normal.

L'état reste stationnaire jusqu'au 15 janvier. Depuis le 15 janvier le ventre grossit très lentement; l'enfant est constipée; les selles ne sont obtenues qu'au moyen de lavements. Depuis 4 ou 5 jours la petite malade a des battements de cœur, de la dyspnée, de la fièvre le soir. Elle ne tousse pas et son appétit est conservé. C'est alors qu'on l'amène à l'hôpital.

Etat actuel. — L'enfant est pâle et très amaigrie.

Le ventre est énorme et la circulation collatérale très développée. La matité est absolue dans les parties déclives. Son hydro-aérique dans les parties supérieures. Sensation de flot très nette ; épanchement considérable qui paraît libre dans la cavité.

Au foie, la matité remonte à un travers de doigt au-dessus du mamelon.

En bas elle ne descend pas jusqu'aux fausses côtes.

Au cœur, tachycardie, pas de souffle.

Les poumons présentent en avant une respiration un peu rude ; en arrière et au sommet, même signe. A la base gauche léger souffle et pleurésie avec matité.

Traitement : 1° Application de collodion riciné.

2° Trois fois par jour un paquet ;

Bismuth.........
Benzo-naphtol.... } āā 0 gr. 50
Phosphate.......

3° Tous les matins :

Huile de foie de morue. 60 gr.
Créosote.............. 2 gr. 50

Le 13 avril, il y a diminution considérable de l'ascite. La circulation collatérale est beaucoup moindre.

Le 21 avril, la respiration est devenue normale en arrière à gauche.

Le ventre a repris ses dimensions normales ; plus d'ascite, pas de douleurs.

L'épanchement considérable au début est maintenant complètement résorbé. Etat général satisfaisant, pas de fièvre.

L'enfant est parti pour Berck le 10 mai 1899, d'où elle est revenue en parfaite santé.

OBSERVATION III (inédite).

(Service de M. Comby).

La nommée A. G..., âgée de huit ans et demi, entrée le 14 mars 1900 ; partie pour Berck le 16 mai 1900.

Antécédents héréditaires. — Le père âgé de 37 ans, a eu la fièvre typhoïde à 25 ans, la pleurésie à 29 ans ; depuis il a fait une bronchite qui est passée à l'état chronique. La mère est bien portante. Elle a eu deux enfants, morts tous les deux d'entérite, l'un à six semaines, l'autre à deux mois et demi. Le troisième enfant est la petite malade dont voici l'observation.

Antécédents personnels. — Elle est née à terme ; la première dent à dix mois et demi ; a commencé à marcher vers onze mois. Nourrie au biberon chez sa mère, elle a été sevrée à dix-huit mois ; mais déjà avant cinq mois elle avait mangé des panades, aussi avait-elle été malade et un médecin l'avait fait mettre au lait exclusif et à l'eau de Vals.

Remise de sa gastro-entérite, l'enfant s'est toujours bien portée depuis jusqu'en juin dernier où elle eut de la diarrhée une quinzaine de jours avec perte de l'appétit. Alors, mise au repos et au lait elle va mieux et continue à se bien porter. Il y a trois semaines, les parents remarquent que son ventre devient gros ; cependant l'enfant qui a bon appétit continue à bien manger, à marcher, mais les selles sont difficiles, on est obligé de lui donner des lavements ; les urines sont également rares.

Les matières fécales étaient brunes mais l'enfant ne souffrait pas dans le ventre : elle ne sentait point de douleurs de tête, elle avait seulement un peu de fièvre et prenait de la quinine.

Vendredi dernier, 7 mars, dans la nuit, l'enfant était couchée, quand tout d'un coup elle vomit le lait et la salade qu'elle avait pris à son repas du soir, puis quelques minutes après elle rendit un ver long de 0 m. 20, dit la mère, et qui était pointu aux deux bouts.

Depuis, les vomissements n'ont pas disparu ; mais l'enfant a de temps en temps des nausées. Elle est au lit depuis quinze jours. Les premiers jours elle se levait, mais depuis huit jours elle ne se lève plus. Elle a un peu maigri, tousse un peu le matin au réveil et c'est tout.

Etat actuel. — A l'examen, la malade est un peu pâlotte, le teint bistré. Sans être maigre, elle n'est pas très grasse. Ce qui frappe, c'est le développement de son ventre : il est globuleux, énorme, le nombril saillant ; à la partie supérieure, il y a du météorisme, à la partie inférieure, matité hydrique. La fluctuation est très manifeste avec sensation de flot. La circulation collatérale complémentaire est très marquée.

L'appareil respiratoire n'offre rien de particulier, sinon que le son est un peu plus mat en avant et à gauche sous la clavicule et qu'à ce niveau l'inspiration est plus rude que celle du côté opposé. Quelques petits ganglions le long du sterno-cleido-mastoïdien. Dans la fosse sous-claviculaire gauche, il y a un gros ganglion dur et mobile.

Le cœur est rapide et rythmé. La rate est grosse.

Le 17 mars. Le ventre mesure 73 centimètres de tour ; la mesure est prise l'enfant étant assise sur son lit, la chemise relevée sous les bras, et le mètre passe en avant sur l'ombilic et en arrière dans la fossette qui sépare les deux apophyses épineuses des 1re et 2e vertèbres lombaires sur une ligne bleue marquée au crayon dermographique.

Le 23 mars, on constate à la partie inférieure du cubitus gauche un gonflement sans changement de couleur de la peau, douloureux à la pression au niveau du cartilage de conjugaison.

Le 26 mars, en plus du point d'ostéite signalé, il y a trois jours, on voit à l'index de la main droite un gonflement assez dur de la première phalange peu douloureux à la pression.

Le 27 mars, la mensuration de l'abdomen faite au même niveau que le 17 mars donne $0^{m},76$ au lieu de $0^{m},73$ précédemment.

Le 18 avril, la malade a de la fièvre. On ne trouve rien pour l'expliquer. Le point d'ostéite est peut-être plus enflé. Le spina ventosa est le même.

Le 19 avril, c'est le sommet droit qui présente un peu d'induration ; au début c'était le sommet gauche ; maintenant il y a de la submatité à droite et en avant; les vibrations sont plus fortes qu'à gauche ; la voix est plus résonnante, il y a de la fièvre avec oscillations.

Le 20 avril, les oscillations fébriles sont graduellement décroissantes depuis huit jours.

Le 25 avril, la tumeur de la partie inférieure de l'avant-bras est augmentée ; pas de rougeur, mais il y a de la fluctuation ; on conclut à un abcès froid.

Le 2 mai, pour la première fois on entend au cœur un souffle, et le souffle paraît présystolique à la pointe. Pas de frémissement cataire ; pas de dédoublement.

Le 10 mai, le ventre a diminué de grosseur d'une façon notable. Mêmes signes au cœur.

L'enfant par pour Berck le 16 mai ; le 12 juillet, sa famille va la voir et la trouve dans un état satisfaisant ; voici la lettre de la mère :

« Saint-Denis, le 12 juillet 1900.

« Monsieur Comby,

« Je m'empresse de vous faire savoir que j'ai été à Berck le 8 du mois voir ma fille que vous avez envoyée à Berck. Je l'ai trouvée très bien, elle avait une très bonne mine. Elle a quelques abcès au poignet et du mal blanc. La petite était salle de Chaumont, atteinte d'une péritonite tuberculeuse, A.-G., n° 28. Nous vous remercions mille fois de l'avoir envoyée à Berck.

« Recevez mes bien sincères salutations.

« Saint-Denis, rue B...-E..., n° ...

« F. G. »

L'enfant fut revue le 24 janvier 1901. Guérie absolument de sa péritonite, mine superbe. Spina ventosa et abcès froid guéris. Reste seulement une petite verrue tuberculeuse.

OBSERVATION IV (Inédite).

(Service de M. Comby.)

La nommée R. D..., âgée de 10 ans, entrée le 28 août 1900. salle de Chaumont, n° 26, partie pour Hendaye le 30 octobre 1900.

Antécédents héréditaires. — Le père est mort à 28 ans d'une affection du cœur avec albuminurie (il aurait eu une pleurésie). La mère est bien portante ; elle a eu trois enfants. Pendant sa première et sa troisième grossesse elle a eu de l'albuminurie. Des attaques d'éclampsie ont accompagné ces deux couches.

Le dernier enfant est mort d'albuminurie à un mois. Le second est bien portant ; voici l'histoire du troisième.

Antécédents personnels. — La malade est née à terme ; elle a été élevée au biberon, n'a jamais digéré le lait. Elle a marché à neuf mois ; sa première maladie est une rougeole à deux ans, puis la coqueluche à trois ans. La malade fut fort éprouvée par cette affection qui dura six semaines ; la toux persista pendant trois mois.

Le début de la maladie actuelle remonte au mois d'octobre 1899.

L'enfant qui jusqu'alors avait toujours été constipée se plaint depuis cette époque de douleurs dans le ventre. La constipation a fait place à la diarrhée qui a duré un mois, de la fin de juin à la fin de juillet 1899. Il y avait de la température et les selles étaient au nombre de cinq à six. Depuis un mois la petite malade est de nouveau constipée.

Etat actuel. — L'enfant se présente à nous avec un faciès pâle et amaigri. Le ventre est gros. L'ascite est en voie de résolution et l'on sent à droite et à gauche deux gâteaux durs, peu douloureux à la pression. L'examen de l'appareil respiratoire ne révèle rien d'anormal. Le cœur est normal.

Le diagnostic de péritonite tuberculeuse est posé et le repos au lit est ordonné.

L'amélioration ne tarde pas à se manifester. L'enfant a le teint plus frais, les traits sont moins tirés, la température est à 37°.

L'ascite a complètement disparu. On sent toujours à droite et à gauche des gâteaux péritonéaux peu douloureux à la pres si on

C'est alors que le départ pour Hendaye est décidé et la petite malade part le 30 octobre 1900.

Nous avons revu l'enfant le 10 août 1901, c'est-à-dire moins d'un an après son entrée dans le service. Elle était dans un état florissant de santé, et ne présentait plus aucune trace de ses gâteaux dans le ventre.

Elle pesait 25 kgr. 900.

Observation V (Inédite.)

(Service de M. Comby)

La nommée M. B., âgée de 10 ans, entrée le 23 octobre 1901, salle de Chaumont, lit n° 3.

Antécédents héréditaires. — Les parents sont très bien portants ; il y deux frères qui se portent également bien.

Antécédents personnels. — Elevée au sein jusqu'à 6 mois. Elevée ensuite au biberon. Sevrée vers 20 mois, a marché à cette époque.

Elle a eu trois rougeoles, une à 3 ans 1/2, les deux autres quelques années après. Les digestions ont été mauvaises jusqu'à l'âge de deux ans environ. L'enfant lors de sa dernière rougeole, sur les conseils du médecin d'un dispensaire prit du phosphate de chaux et de l'huile de foie de morue.

A cause du tempérament délicat de leur petite fille, les parents la mirent à la campagne, et le médecin a porté le diagnostic de péritonite bacillaire. Les parents reprirent alors leur petite fille et la conduisirent dans le service du docteur Richardière le 31 juillet.

On lui fit des piqûres au cacodylate de soude, on la mit au lait et on lui donna du vin de Banyuls. On essaya de la suralimenter. Au mois d'octobre M. Richardière conseille le séjour à la campagne. L'enfant part à Vendôme, d'où son médecin ainsi que le docteur Bouillet la renvoient dans le service de M. Brun, supposant qu'une intervention chirurgicale sera peut-être nécessaire.

L'enfant depuis six semaines a une bronchite qui guérit puis récidiva il y a trois semaines. A cette époque l'enfant n'a pas pu partir à Forges à cause de la toux et de la fièvre.

Etat actuel. — L'enfant tousse beaucoup, crache très peu, a le facies pâle et amaigri ; la langue légèrement saburrale. Elle a perdu ses forces, mais l'appétit est resté assez bon et on lui donne de la viande crue.

A l'inspection on note une augmentation de volume très considérable amenant la saillie de l'ombilic. La circulation veineuse est exagérée.

A la palpation, on trouve une matité considérable, due sans doute à des gâteaux, sauf dans la partie abdominale droite où le côlon est remonté au-dessus du foie. Pas de fluctuation, pas de sensation de flot. Les masses ne sont pas douloureuses.

A l'auscultation on entend des frottements pleuraux dans toute l'étendue du poumon droit.

L'enfant a plusieurs selles par jour glaireuses et légèrement diarrhéiques.

Traitement. — L'intervention chirurgicale n'est pas jugée nécessaire. On donne de l'huile de foie de morue et l'on note la température :

Le 23 octobre elle est de 38°, 3 le matin et 38° le soir.

Le 24 — 37°, 2 — 37°1 —

Le 25 — 38°, 3 — 38°2 —

Le 25 octobre pour faciliter l'expectoration on a ordonné 2 cuillerées par jour de la potion suivante :

Teinture d'aconit	XV gouttes.
Sirop de codéine.......	25 grammes.
Eau de laitue.........	100 grammes.

Le 26 octobre, l'examen des urines n'a pas révélé d'albumine.

Le 28 octobre, matité à la base droite et à la base gauche. Frottements aux deux bases remontant plus haut à droite qu'à gauche ainsi que la matité ; pas d'égophonie, donc pleurite.

A ce moment on ordonne le repos absolu au lit, une alimentation abondante avec de la viande crue ; puis l'on fait de la compression du ventre avec un peu d'ouate.

Le 1er novembre. — Il y a moins de frottements pleuraux.

Le 8 novembre. — L'enfant est prise de diarrhée et les selles sont au nombre de 5 à 6 par jours. Alors on donne 1 gr. 50 de bismuth en trois paquets.

Le 9 novembre. — Il y a 6 selles mais la température est tombée à 37°.

Le 20 novembre. — Deux selles seulement, les frottements pleuraux persistent aux deux bases.

Le 22 novembre. — La diarrhée a cessé.

Le 25 novembre. — La diarrhée a disparu, la température est tombée à 37°. L'état général de l'enfant est meilleur, l'état du ventre est resté le même. Le soir de ce jour, l'enfant a eu une poussée de température.

Le 28 novembre. — Depuis trois jours la température est revenue normale.

Le 21 janvier 1902. — Départ pour Hendaye ; poids 21 kgr. 800. Pouls 104.

Les nouvelles que nous en avons reçues nous disent qu'actuellement l'enfant est en voie de guérison. L'état général est excellent et le ventre de la petite malade a diminué de volume.

Observation VI (Sevestre)

Le nommé M... Maurice, âgé de huit ans, est entré le 29 juillet à la salle Lugol, lit n° 10.

Antécédents héréditaires : Son père est mort de la fièvre jaune. Sa mère est bien portante Plusieurs frères et sœurs en bonne santé.

Antécédents personnels : L'enfant a été élevé en nourrice jusqu'à trois ans et demi. Pendant ce temps il aurait eu à plusieurs reprises de la diarrhée et même de la diarrhée sanguinolente. Il aurait été atteint aussi d'une pneumonie à l'âge de trois ans. A trois ans et demi sa mère l'a repris chez elle à Paris, il s'est bien porté jusqu'à l'âge de huit ans.

Début : Le 5 juillet 1890, il a été pris de vomissements, l'appétit a diminué, rapidement, l'enfant s'est amaigri. Le 20 juillet sa mère s'est aperçue du volume anormal de son ventre. Tous ces symptômes augmentant, l'enfant est conduit à l'hôpital Trousseau le 29 juillet et admis dans le service de M. le docteur Sevestre.

Etat actuel : Ce qui frappe à l'entrée du malade, c'est le développement de l'abdomen faisant contraste avec la maigreur du sujet. L'enfant est triste, n'a pas d'appétit ; la fièvre s'élève le soir aux environs de 38°5 pour tomber le matin un peu au-dessus de la normale. En dehors du volume exagéré du ventre, on note à la vue une légère dilatation du réseau veineux sous-cutané. La percussion donne du tympanisme dans toute l'étendue de l'abdomen excepté au niveau de la fosse iliaque gauche et dans le flanc droit où il existe un peu de matité. A cet endroit la palpation est douloureuse, on sent une résistance anormale.

Traitement : On applique à l'enfant des couches successives de teinture d'iode sur l'abdomen. A l'intérieur on donne de l'huile de foie de morue à la dose de deux cuillerées à bouche par jour et de plus de la glycérine créosotée.

Le 10 août on applique des pointes de feu qui sont répétées à plusieurs reprises pendant le séjour du malade à l'hôpital. Le traitement général est continué *jusqu'au 13 octobre, date de la sortie du malade qui part pour Salies-de-Béarn.*

Quand l'enfant revint de Salies-de-Béarn, où il avait contracté la teigne, il rentra de nouveau à l'hôpital Trousseau dans le service du docteur Sevestre, et celui ci put constater que l'état général s'était considérablement amélioré, que l'abdomen était plus souple, indolore, et que les gâteaux péritonéaux avaient presque complètement disparu.

Le 30 mai 1894, nous avons pu retrouver cet enfant. Il est tout à fait bien portant. Il vit comme tous les autres enfants de son âge et n'a pas un seul jour été malade depuis sa sortie de l'hôpital. L'abdomen est de volume normal, souple. La palpation ne révèle aucun signe de péritonite tuberculeuse, les poumons sont sains.

Observation VII (Comby)

Citée par Variot dans le *Journal de Clinique infantile*

Le 20 février 1888 se présente au dispensaire de la Société philanthropique, à la Villette, une petite fille âgée de neuf ans. Cette enfant est pâle, très anémique. Après avoir souffert beaucoup dans la première enfance, elle n'a marché qu'à trois ans et demi et a gardé depuis cette époque le ventre gros, souple et indolore, qu'on rencontre si fréquemment chez les rachitiques.

Depuis quelque temps ce ventre a pris un développement insolite, au point de gêner la respiration et d'entraver la marche. Après avoir fait déshabiller l'enfant, je me trouve en présence d'un abdomen hémisphérique, globuleux, tendu, fluctuant, avec mobilité très nette et très incomplète du liquide. La circulation collatérale est très peu développée sur les téguments. Quoique l'ascite soit abondante, on constate une légère augmentation de volume du foie et de la rate.

D'ailleurs l'exploration de ces viscères, la palpation du ventre ne causent aucune douleur. L'appétit est très diminué, l'amaigrissement notable, la pâleur très grande, l'état général peu satisfaisant.

Cependant l'enfant ne tousse pas et ne présente rien d'anormal à l'auscultation des poumons, du cœur, à l'examen des urines.

Je prescrivis au début un purgatif, 0 gr.50 de scammonée trois bains sulfureux par semaine, le régime lacté.

Le 27 février, pas d'amélioration.

Le 2 mars nouveau purgatif ; puis l'enfant prend tous les jours 0gr.02 de calomel. Je pensais alors à une cirrhose hépatique.

Le 12 mars, l'enfant s'étant dégoûtée du lait et n'allant pas mieux, on la conduit à l'hôpital Trousseau.

Le chef de service, d'après le récit de la mère, fit le diagnostic de péritonite tuberculeuse.

Je m'étais aussi rallié à ce diagnostic, quoique je n'eusse trouvé ni douleur localisée, ni gâteaux membraneux à l'exploration du ventre. J'avais aussi pensé à l'hépatite tuberculeuse, dont M. Hutinel a rapporté chez les enfants des exemples intéressants.

Après un court séjour à l'hôpital, l'enfant est emmenée par ses parents et cesse tout traitement suivi.

Le 20 mars 1899, après un an d'absence l'enfant m'est reconduite. A ce moment j'ai peine à la reconnaître, tant elle est changée. L'ascite a complètement disparu, le foie, la rate sont revenus à l'état normal.

Cependant l'enfant reste pâle ; elle vient de perdre un petit frère de 19 mois, de méningite tuberculeuse. Son père atteint de phtisie pulmonaire est soigné à l'hôpital.

Je prescris l'huile de foie de morue et les bains salés que la petite malade vient prendre au dispensaire, trois fois par semaine.

Le 9 août 1889, quatre mois après ce traitement réconfortant, je constate que la guérison s'est maintenue, que le ventre est souple, sonore, sans ascite, mais la pâleur du visage persiste.

Observation VIII (Siredey).

R. G., âgée de vingt-un ans, domestique, est entrée le 5 octobre 1895 à la salle Corvisart, lit n° 12, hôpital Saint-Antoine.

Rien à signaler du côté des parents.

Antécédents personnels. — Bonne santé habituelle. Fausse-couche il y a trois ans ; depuis, pertes blanches, règles irrégulières, douleurs fréquentes dans le bas-ventre. Mais depuis deux mois les douleurs ont à la fois changé de place et de caractère. Elles s'étendent à toute la partie sous-ombilicale de l'abdomen, s'accompagnant quelquefois d'oppression. Le ventre a grossi notablement dans ces derniers temps, et un médecin, consulté par la malade, a déclaré qu'elle était atteinte d'un kyste de l'ovaire.

Lors de l'entrée à l'hôpital, la partie inférieure de l'abdomen est nettement augmentée de volume, comme elle le serait au 4e ou au 5e mois d'une grossesse, mais on ne distingue pas à la vue et au palper de tumeur globuleuse, limitée, qui puisse être rapportée à l'utérus ou à un ovaire kystique. Il s'agit plutôt d'un empâtement diffus qui s'étend également aux deux fosses iliaques et à l'hypogastre. L'intestin est distendu par des gaz. On ne perçoit qu'un peu de matité à la partie inférieure de l'hypogastre, et profondément près des os iliaques. En déplaçant la malade, la matité persiste au niveau des parties déclives et change avec la station du corps ; elle caractérise donc un épanchement ascitique.

Le toucher vaginal ne fait sentir aucune tumeur, aucune déviation de l'utérus ; le col utérin est un peu gros, il existe d'ailleurs une légère métrite cervicale, sans altération appréciable des annexes.

A l'examen de la poitrine, on constate un peu de submatité au sommet droit, en avant et en arrière, avec respiration rude, inspiration saccadée, expiration prolongée et soufflante, sans râles humides. Vibrations thoraciques exagérées au sommet.

Rien d'anormal à gauche, pas de liquide dans les plèvres.

Amaigrissement marqué et rapidement accentué depuis deux mois. Sueurs nocturnes, alternatives de diarrhée et de constipation. Fièvre modérée, de 38° à 38°,4, le soir.

Diagnostic : péritonite tuberculeuse.

Le 8 octobre, augmentation de l'ascite, douleurs spontanées dans le ventre, exagérées par la moindre pression.

Le 15 octobre, le liquide augmente rapidement : la matité remonte jusqu'à l'ombilic et il n'existe de sonorité nette qu'à l'épigastre et à la partie interne des hypochondres.

Fluctuation très nette. Le ventre est douloureux, on est obligé de recourir à des liniments opiacés pour calmer la sensibilité. Oppression exagérée par le moindre mouvement dans le lit. La malade prend chaque jour du sirop diacode et des pilules diurétiques : scille, scammonée et digitale.

En présence de l'accroissement rapide de l'épanchement, je me proposais de ponctionner la malade et d'injecter du naphtol camphré dans le péritoine, selon la méthode de M. Rendu. Mais le souvenir du cas malheureux signalé par M. Netter paralysa mon intervention. J'hésitais entre les lavages à l'eau bouillie simple, à l'eau boriquée et à l'eau naphtolée.

Une semaine se passa dans ces hésitations. L'état de la malade ne s'aggravait pas d'ailleurs ; l'épanchement restait stationnaire ; la dyspnée et les douleurs étaient plutôt moins vives qu'à l'entrée.

Le 21 octobre, le ventre paraît un peu moins tendu, l'intestin contient moins de gaz et il semble que la ligne de matité soit descendue à un travers de doigt au-dessous de l'ombilic.

Le 25 octobre, diminution très franche de la matité, qui s'arrête environ à trois travers de doigt au-dessous de l'ombilic. En même temps, le ventre devenait bien moins sensible.

A partir de ce moment, mes dernières hésitations disparaissent et je m'abstiens de tout traitement local.

Le 5 novembre, il ne reste plus qu'une très petite quantité de liquide dans les parties déclives.

On sent toujours, en palpant minutieusement l'abdomen, un peu d'empâtement sur quelques points qui restent encore sensibles, mais l'amélioration semble bien définitive, la fièvre a disparu depuis huit jours, et, malgré toutes nos instances, la malade se trouve suffisamment guérie pour quitter l'hôpital.

Observation IX (Lalesque)

Petite fille de 10 ans. Père et mère bien portants : quatre frères et sœurs bien portants et plus jeunes. Grand-père paternel atteint de tuberculose pulmonaire non héréditaire, depuis deux ans. Arrive à la fin d'octobre 1888, est malade depuis deux mois, mais depuis quatre mois au moins dépérit, maigrit, pâlit, perd des forces, le sommeil, la gaieté, et tousse assez fréquemment d'une petite toux sèche.

Etat à l'arrivée : ventre volumineux ; la peau est blanche, luisante, avec réseau veineux sous-cutané très apparent, tendue dans la moitié inférieure jusqu'à l'ombilic par un épanchement liquide, et au-dessus de l'ombilic par les gaz et le refoulement des anses intestinales. Signes de l'ascite non douteux : matité, transmission des chocs, déplacement de la courbure de matité et de la forme du ventre par les changements de décubitus. Palpation profonde impossible à cause de l'épanchement, Ni troubles vésicaux, ni constipation, foie normal. Pas la moindre teinte, même subictérique. L'estomac est refoulé dans la cage thoracique.

Légère dyspnée, par diminution de l'amplitude inspiratoire et aussi par l'existence des lésions pulmonaires qui sont : au sommet droit, en arrière, râles de bronchite localisés et permanents, râles sibilants et sous-crépitants fins, abondants, coïncidant avec une submatité très nette. A gauche, en arrière, submatité plus nette, plus profonde, avec souffle et silence respiratoire absolu dans toute la fosse sus-épineuse. Des deux côtés, dans toute l'étendue des deux poumons, la respiration est silencieuse, mal entendue, en conséquence du défaut mécanique de l'ampliation respiratoire.

Rien aux jambes, rien aux autres organes.

L'appétit est à peu près nul, les garde-robes assez régulières, les urines peu abondantes.

Fièvre vespérale quotidienne oscillant entre 38° et 38°8 avec petite transpiration dans les premières heures de la nuit. Sommeil médiocre.

Rare expectoration avec quelques bacilles très peu abondants, mal développés.

Douleurs nulles, l'enfant peut marcher pendant plusieurs heures sans éprouver la moindre douleur.

Le 1er janvier 1899. — Rien n'arrête la marche lente et progressive des troubles péritonéaux ; l'épanchement augmente de jour en jour, et cependant il y a par certains côtés des signes non douteux d'amélioration. La toux a cessé, le sommeil est meilleur, la fièvre combattue par de petites doses de bromhydrate de quinine cède manifestement. La bronchite du sommet droit est très atténuée, les râles sibilants n'existent plus et les râles sous-crépitants diminuent.

Le 24 février.— L'épanchement ascitique remplit tout l'abdomen qui est fortement distendu et donne à cette pauvre enfant, quand elle marche, l'aspect et l'allure d'une femme enceinte.

Mesure de l'abdomen en circonférence, inconnue. Le réseau veineux sous-cutané abdominal est très développé. Le foie confond sa matité avec celle du liquide et remonte jusqu'au niveau du mamelon droit. La respiration est plus difficile, la fièvre rallumée. Les fonctions intestinales se font encore assez régulièrement. Nulle fatigue après les petits repas que prend la malade, pas de diarrhée, pas de constipation.

Je pratique la paracentèse abdominale, et j'extrais quatre litres d'un liquide louche, verdâtre. Tout se passe très bien et rien à signaler ni pendant l'opération, ni pendant les jours qui suivirent, si ce n'est que la circonférence abdominale se réduit à 62 centimètres.

Le 1er avril. — A la suite de la ponction, l'état s'améliore, la fièvre disparait entièrement, l'appétit renaît, l'urine augmente.

Au bout de trois semaines, survient un léger embarras gastrique avec fièvre qui dure huit jours. Depuis l'amélioration ne s'est pas démentie, se traduisant par : appétit satisfaisant, retour des forces, du sommeil, disparition complète de la fièvre.

Le 29 mai. — Le liquide ne s'est pas reproduit, et depuis la ponction la circonférence abdominale varie entre 57 et 59 cm. jamais plus (variations résultant surtout de la plus ou moins grande quantité de gaz intestinaux). Le foie qu'après la ponction on pouvait trouver un peu gros, par congestion passive probablement, a repris son volume normal.

A la palpation on constate, et ce depuis l'évacuation du liquide un empâtement en plaque, très exactement placé dans le flanc gauche et remontant jusqu'à l'ombilic ; la fosse iliaque restant libre. Cette plaque est assez dure, donne au doigt la sensation très nette d'empâtement rénitent, correspond à une matité parfaitement circonscrite, ne variant point sous l'influence des changements d'attitude, n'adhère pas à la peau.

Les limites profondes n'en sont point très précises. La ligne blanche sous-ombilicale est élargie, la sonorité du flanc droit exagérée.

L'état des voies respiratoires est des plus satisfaisants. Au sommet droit, il ne paraît plus exister de lésions. Au sommet gauche, en arrière, il y a toujours un affaiblissement sensible du murmure respiratoire, mais sans bruits anormaux.

Noter que pendant toute la durée de son séjour, la malade est restée à peine quelques jours sans sortir : à l'époque de son embarras gastrique, (neuf jours), et pendant trois jours après l'opération. La cure d'air n'a pas cessé un jour sauf les nuits.

Le poids au départ est de 28 kg.300, ce qui constitue un bénéfice très sensible, car à l'arrivée la malade pesait 23 kg. dont il faut défalquer les quatre litres retirés par la ponction. De telle sorte que le bénéfice est la différence de 21 kilogr. à 28 kilogr. 300 soit 7 kilogr, 300.

Sur mes conseils, *la malade est allée faire une cure à Salies-de-Béarn* pendant le mois de juin. Or le médecin qui l'a soignée écrivait trois mois plus tard : « Sous l'influence de la cure à l'air, la petite malade subit une amélioration merveilleuse, le résultat est parfait, l'abdomen a encore diminué de 13 centimètres et ne mesure plus que 49 centimètres de circonférence.

En 1894, la guérison ne s'était pas démentie.

Observation X

(In *thèse* Laroche)

Jeune fille de 19 ans. Antécédents excellents jusqu'au commencement de 1897, époque à laquelle elle contracte une pleurésie. A la suite elle commence à souffrir du ventre. Examinée en juillet 1897, on trouve un facies pâle, terreux ; amaigrissement et perte absolue des forces ; fièvre le soir, pouls petit, fréquent.

Les règles manquent depuis quelque temps et à chaque période il y a des coliques violentes avec vomissements, diarrhée parfois, le plus souvent constipation. Les poumons sont sains, sauf un peu de pleurite à la base droite.

Le ventre est tympanisé, très douloureux. On y trouve deux empâtements, l'un dans la fosse iliaque gauche ; l'autre plus considérable, plus douloureux, plus profond, s'étend du côlon ascendant et du côlon transverse, à la crête iliaque et à l'ombilic ; il est bien distinct du foie.

Cette malade est amenée *au sanatorium du Vernet.* On la soumet au régime suivant : iodoforme à l'intérieur, antiseptiques intestinaux, vésicatoires volants sur le ventre, cataplasmes chauds.

A partir du milieu d'août, amélioration lentement progressive, apparition des règles.

L'appétit est meilleur, la digestion plus facile ; on lève la malade sur une chaise longue. Aucune modification dans l'abdomen.

Fin septembre, la malade peut marcher un peu sans trop de fatigue. Le facies, toujours pâle, est moins terreux.

La température est normale ; les règles sont plus abondantes et moins douloureuses. — Séjour à la campagne tout l'hiver.

L'année suivante en 1898, elle revient absolument transformée. Elle a engraissé d'une dizaine de kilogs. Sa figure est fraîche, elle peut sans fatigue marcher et s'occuper toute la journée. Pas de douleurs abdominales, digestions normales, règles régulières.

Enfin en 1899, l'état de santé s'est maintenu excellent.

Observation XI

Due à l'obligeance de M. Ozenne, chirurgien de Saint-Lazare.

Cette observation concerne une femme non mariée, dont la

santé était restée intacte jusqu'en 1895. Elle était alors âgée de 45 ans ; à cette époque elle fut atteinte de pleurésie double, dont la disparition de l'épanchement ne fut obtenue qu'au bout de plusieurs mois.

Pendant le cours de ces pleurésies, les règles cessèrent brusquement de paraître et dans la suite elles n'ont jamais reparu. Quelques semaines plus tard, une ascite commença à se développer et à augmenter chaque jour sans aucune manifestation douloureuse. Assez rapidement, le volume du ventre prit une extension considérable et les 12 ou 15 litres de liquide qu'il pouvait contenir déterminèrent bientôt une compression des organes pelviens, les troncs veineux en particulier, d'où œdème accentué des membres inférieurs et en outre refoulement en haut du diaphragme, qui venait encore accroître la gêne respiratoire.

Tel était depuis quelques jours l'état de la malade, lorsque j'eus l'occasion de la voir avec mon ami le docteur Faucher d'Argentan, qui lui donnait des soins depuis le début de la maladie.

Bien qu'il n'eût trouvé que des signes peu caractéristiques de la tuberculose pulmonaire, la double pleurésie plaidait en faveur de cette diathèse.

L'hypothèse était d'ailleurs renforcée par l'apparition de l'épanchement péritonéal et par ce fait que plusieurs membres de la famille de cette malade étaient morts tuberculeux.

Sur constatation faite par notre confrère que l'ascite ne s'était pas accrue depuis 48 heures, et que la gêne de la respiration n'avait pas augmenté, nous prîmes la résolution d'attendre quelques jours en surveillant, avant de pratiquer une intervention dont le choix serait alors discuté entre une ponction et une laparotomie.

Une méthode diurétique et révulsive (vésicatoires) fut instituée, *larga manu*, et en quelques jours, peut être sous son influence, une diminution de l'épanchement péritonéal se produisit. Au bout de plusieurs semaines, le ventre avait diminué de près de moitié de volume ; dans l'espace de trois mois, tout le liquide avait disparu et les parois abdominales avaient repris toute leur souplesse et leur aspect normal.

Pendant que ces heureuses modifications du côté de l'abdomen, dont l'exploration, plusieurs fois pratiquée, n'avait révélé aucune lésion persistante, s'effectuaient, on avait également assisté à la disparition du liquide pleurétique; et l'état général de la malade était en véritable voie d'amélioration.

Cette amélioration fut même assez accentuée, une année environ après le début des accidents pleuro-pulmonaires, pour nous amener à mettre en doute notre diagnostic et nous faire croire que nous n'avions eu affaire qu'à de simples pleurésies et à une sécrétion péritonéale en rapport avec la suppression des règles, comme on l'a quelquefois observé.

Malheureusement, le doute ne fut pas de longue durée et la confirmation de la tuberculose nous fut révélée dans l'année suivante par l'apparition de plusieurs gommes cutanées, et d'engorgements ganglionnaires de cette nature siégeant à la région cervicale et sur les membres supérieurs.

Ces différentes manifestations ont évolué froidement, puis se sont cicatrisées après incision et cautérisation, et depuis, il s'en est montré d'autres semblables sur plusieurs pointes du corps ; actuellement la rotule, les malléoles et quelques os du torse donnent de la suppuration bacillaire.

Observation XI (In thèse Alleaume).

Mlle P..., âgée de 14 ans, non réglée, m'est présentée le 8 mai 1892 pour une affection de l'abdomen datant du mois de janvier dernier. Cette enfant, qui n'avait jamais été malade antérieurement, avait eu la grippe au mois de décembre 1891. Elle reprit ses classes à la rentrée de janvier, mais en se plaignant de douleurs de ventre, tantôt spontanées au repos, sous forme d'élancements, le plus souvent provoquées par la marche. La mère de l'enfant, en examinant le ventre, le trouva dur, tendu et douloureux à la pression et consulta son médecin ordinaire. Ce dernier soumet la jeune malade à un traitement tonique ; mais comme l'affection, loin de régresser, ne aisait qu'augmenter, que l'enfant maigrissait, il déclara qu'il n'y avait rien à faire. C'est alors que la fillette me fut présentée.

L'abdomen est tendre, douloureux à la moindre pression.

Dans la zone sous-ombilicale, on sent de grosses nodosités disséminées, et de place en place, une sorte de crépitation amidonnée. Le malade ne tousse pas ; l'examen de la poitrine est négatif. Les fonctions digestives sont conservées ; l'appétit est bon, mais de temps en temps, se montre de la diarrhée. Une seule fois, il y a quinze jours, l'enfant a vomi.

A trois reprises, depuis le mois de janvier, on a noté des épistaxis.

Le père et la mère de la malade se portent bien ; une sœur a été soignée en 1886 pour une synovite tuberculeuse du cou de pied. Cette dernière se porte très bien maintenant.

Le traitement institué fut le suivant : larges applications iodées sur l'abdomen, créosote à l'intérieur, suralimentation, repos.

10 juin. — L'enfant va beaucoup mieux, et pèse 52 livres.

25 juin. — Conjonctivite phlycténulaire à droite. L'enfant ne souffre pas, mange et digère bien. Le ventre est beaucoup plus souple et non douloureux à la pression. On continue le vin créosoté et on y ajoute du phosphate de chaux.

21 juillet. — On ne sent presque plus de nodosités dans l'abdomen. Poids, 68 livres.

11 août. — Les nodosités abdominales ont disparu, poids, 71 livres.

17 octobre. — L'enfant va très bien depuis le mois d'août ; elle a simplement présenté des poussés de conjonctivite phlycténulaire. Poids, 76 livres.

27 janvier 1893. — Etat général excellent ; poids, 84 livres.
13 juin. — La malade se porte bien. Poids, 86 livres.

Nous voici donc en présence de 12 observations dont plusieurs nous viennent du docteur Comby et les autres de sources diverses. Si nous avions eu pour but de faire de la statistique, nous aurions pu multiplier ces observations ; nous aurions cité non seulement des cas de guérisons comme ceux que nous relatons ici : dans les formes ascitiques, fibro-caséeuses ou fibro-adhésives, mais il nous eût été encore facile de rapporter des observations d'enfants guéris par le seul traitement médical, alors même qu'ils étaient atteints de péritonite tuberculeuse avec fistules ombilicales.

Nous avons préféré en restreindre le nombre et c'est à dessein que parmi les nombreuses guérisons consignées dans la science nous n'en avons pris que quelques-unes ; nous les avons choisies parmi les plus typiques, — plusieurs d'entre elles sont inédites —, afin de bien montrer la tendance spontanée à la guérison de la péritonite tuberculeuse, lorsqu'elle est aidée par le traitement médical hygiénique ; et cela, que ce traitement soit appliqué soit sur les bords de la mer, soit à la campagne, de préférence dans une contrée d'altitude, soit enfin à l'hôpital. Ainsi même dans ce dernier cas, alors que manque un des trois grands facteurs dont nous avons parlé plus haut, nous voyons néanmoins sous l'influence du repos, de la suralimentation et de quelques agents médicamenteux, la cure se produire souvent.

Sans doute, l'hôpital n'est pas le milieu idéal, et chaque fois que ce sera possible, le départ des petits malades pour un climat favorable s'imposera. Mais il n'en est pas moins vrai que même à l'hôpital le traitement médical a fait ses preuves. M. Marfan, en 1894, ne publiait-il pas dans un article très documenté de la *Presse médicale*, les résultats de neuf péritonites obtenus par le traitement médical à l'hôpital ? Ces résultats, les voici : cinq guérisons parfaites ; deux petits malades en voie de guérison complète, et si nous relatons deux cas de mort en voici l'explication. De ces deux malades, l'un rentrait à l'hôpital dans un état de cachexie tel qu'il mourait quelques jours après ; et l'autre atteint de péritonite fibro-caséeuse succombait aux suites d'un phlegmon péri-ombilical qui s'ouvrait dans la semaine qui suivit son admission. Or, qu'eût pu faire le traitement chirurgical dans le premier cas, et, dans le second, n'avons-nous pas reconnu au cours de ce travail que la laparotomie trouvait son indication dans la forme fibro-caséeuse avec phlegmon.

Mais revenons aux observations que renferme ce travail. Nous sommes en présence de cinq péritonites à forme ascitique et de sept à forme fibro-caséeuse, deux d'entre elles sont compliquées d'épanchement pleurétique important. Nous ne citons pas de forme fibro-adhésive pure parce que, ainsi que nous l'avons dit en étudiant les diverses formes, la variété fibreuse est moins une modalité clinique distincte qu'une forme transitoire. Ces observations représentent donc bien, — la forme miliaire étant hors de cause —, les types les plus fréquents de la péritonite tuberculeuse. Or parmi ces observations il en est quelques-unes que nous voudrions signaler plus particulièrement à l'attention.

Ainsi l'observation III avec son épanchement énorme, sa circulation collatérale bien marquée, ses ganglions multiples, son point d'ostéite au cubitus gauche, son spina ventosa, son induration des sommets offre assurément un type clinique complet. Eh bien, que fût-il arrivé si l'on eût opéré ? ces lésions disséminées n'auraient-elles pas été autant de foyers prêts à lancer sur l'organisme le germe de la bacillose ; et la lésion locale réparée, n'eût-elle pas reparu là ou ailleurs ! De plus, chez cet enfant qui avait de la température, dont l'état général était mauvais, quel heureux résultat était-on en droit d'attendre d'une intervention !

Au contraire, il a suffi de quelques mois de séjour à Berck dans cette atmosphère marine dont nous avons signalé les propriétés singulières, pour qu'une cure parfaite se produise ; les lésions péritonéales se sont réparées, les lésions osseuses, les lésions pulmonaires ont tour à tour disparu, et ce milieu de culture à bacilles de Koch a fait place à un terrain indemne de tuberculose.

Ce n'est pas là un fait isolé. Que nous prenions les observations I, II, IV, V, relatives à des péritonites à forme ascitique ou à forme fibro-caséeuse, et nous voyons les mêmes effets produits par les mêmes cures, que celles-ci se passent à Hendaye, à Berck ou à la Roche-Guyon.

A côté de ces observations se pressent pour corroborer ces brillants résultats le cas cité par Laroche, celui rapporté par Sevestre, à la campagne comme à Salies-de-Béarn, la maladie a rétrocédé et la guérison ne s'est pas fait attendre.

Prenons encore l'observation de Lalesque, elle est particulièrement intéressante. Voici une petite fille de 10 ans atteinte de péritonite fibro-caséeuse ; l'épanchement péritonéal est considérable et une pleurésie comme dans le cas rapporté par Ozenne complique l'affection. On pratique la ponction, l'enfant est soulagée, mais l'état général reste le même, et l'on sent des gâteaux péritonéaux.

Alors on conseille Salies-de-Béarn et que se passe-t-il ? Trois mois plus tard, cette péritonite fibro-caséeuse avec ascite et qu'une ponction avait transformée en une sorte de péritonite fibro-adhésive a complètement disparu.

Ce n'est pas la ponction qui a causé la guérison puisque l'état général restant stationnaire et les gâteaux ne disparaissant pas, on a dû avoir recours à une cure à Salies-de-Béarn pour faire rétrocéder la maladie.

On voit combien est intéressante la discussion de ces observations ; combien dans les diverses formes de péritonite tuberculeuse le traitement médical est actif et quelles précieuses indications il comporte. Le cadre de cette étude ne nous permet pas de nous étendre plus longuement, mais avant de poser les conclusions qui se dégagent de ce travail, nous voulons parler brièvement de la cure aux Rayons Rœntgen, et de la cure au savon noir.

Rayons Rœntgen. A la suite d'une observation publiée par Ausset et Bédart en 1899, l'attention se trouva portée sur les rayons cathodiques. Très encourageante d'abord, cette méthode ne tarda pas à donner des mécomptes et fut abandonnée. MM. Bergonié et Teissier qui ont étudié spécialement l'action des rayons X ont prouvé par leurs recherches, que si dans certains cas l'exposition au rayon peut-être utile, la plupart du temps elle est plutôt nuisible, et la complication hémorrhagique est assez sérieuse, pour nous rendre prudents dans ces essais.

Savon noir. Le 22 janvier 1902, à la Société de médecine berlinoise, M. Baginsky présentait trois fillettes qui atteintes de péritonite tuberculeuse avaient guéri toutes les trois au moyen de frictions abdominales au savon noir. Sous l'influence de ces frictions, l'exsudat s'était résorbé, la fièvre était tombée et l'état général fort compromis s'était amélioré.

M. Lassar rappelait à ce propos qu'il avait obtenu des effets favorables avec le savon noir dans l'épididymite avec épanchement dans la vaginale.

M. Sénator prenant le même jour la parole, fit à son tour l'éloge du savon noir qu'il emploie dit-il avec succès dans le traitement de la péritonite tuberculeuse.

M. Baginsky conseille de n'employer qu'une petite quantité de savon noir pour éviter l'irritation, mais il demande qu'on pratique des frictions énergiques jusqu'à ce que cette substance soit complètement résorbée.

Nous avons eu la bonne fortune de voir appliquer ce traitement dans le service du docteur Moizard aux Enfants-Malades, sur un petit garçon âgé de 10 ans et présentant une péritonite à forme fibro-caséeuse avec ascitique ; malgré ce traitement la mort est survenue au bout de quelques mois. Nous ne voulons pas juger cette méthode allemande sur ce seul cas, mais l'expérience que nous en avons vu faire nous engage à attendre avant de la recommander.

CONCLUSIONS

Au cours de ce travail, après avoir étudié les diverses modalités cliniques que peut présenter la péritonite tuberculeuse, nous avons successivement passé en revue les différentes méthodes qui ont été proposées dans le traitement de cette affection. Tour à tour, nous les avons discutées et nous avons donné les raisons qui nous les font rejeter en partie ou en totalité.

Nous sommes ainsi arrivé au traitement médical; nous l'avons exposé dans ses principes, indiquant quels en étaient les facteurs, où et comment on devait l'appliquer. Puis à l'appui de cette méthode nous avons apporté des observations de guérisons parfaites et définitives obtenues par des médecins éminents. Il nous faut, étant arrivé au terme de cette étude, dégager quelques indications pratiques; nous tirons les conclusions suivantes:

I. — Dans la forme aiguë qui répond à la tuberculose miliaire généralisée, à la granulie péritonéale, il est d'ordinaire inutile de diriger une médication contre la lésion abdominale qui n'est qu'un élément peu important au cours d'une maladie générale aiguë. L'abstention de toute intervention sera donc la règle.

II. — Dans les formes chroniques nous rejetons le traitement chirurgical, sauf dans la variété fibro-caséeuse avec phlegmon, et dans certaines péritonites suppurées uniloculaires. Nous regardons comme étant également du domaine de l'intervention chirurgicale la péritonite à forme fibro-adhésive, quand par excès de sclérose cicatricielle, des phénomènes d'occlusion intestinale viennent à se produire. Dans ces cas seulement nous voyons l'indication de la laparotomie.

III. — L'intervention chirurgicale donne d'excellents résultats dans la forme ascitique, aussi beaucoup de chirurgiens pensent-ils que l'on doit toujours intervenir. Or étant donné les succès non moins beaux obtenus par le traitement médical, nous préférons cette méthode à la laparotomie ; les résultats ne sont pas inférieurs et les dangers sont moindres.

Quant aux formes fibro-caséeuses nous trouvons dans l'état général du sujet qui est souvent mauvais, dans la dissémination des lésions du côté du poumon, de la plèvre ou des ganglions du médiastin, des raisons péremptoires pour repousser l'intervention sanglante.

Enfin dans la forme fibro-adhésive, sauf les cas cités plus haut nous ne voyons point l'indication de la laparotomie. Le traitement médical convient admirablement à cette modalité clinique qui est plus souvent une forme de transition qu'une forme d'emblée, et qui tend à évoluer spontanément vers la guérison.

IV. — La ponction suivie d'injections modificatrices est seulement applicable aux formes ascitiques avec un liquide libre dans la cavité et simplement séreux. Nous en avons donné les raisons, nous les résumons ici ; d'une part, si le liquide était purulent, il pourrait par sa diffusion produire des désordres graves ; d'autre part, si l'on a affaire à une série de poches enkystées, il faudrait agir sur chacune d'elles séparément. Or, outre la difficulté que présenterait cette technique opératoire, il y aurait le grave danger de blesser l'intestin qui est souvent adhérent à la paroi.

V. — De plus, ces injections modificatrices ne sont pas toujours inoffensives. Et si l'on était sûr de se trouver en présence d'une péritonite à forme ascitique généralisée avec liquide libre dans la cavité, il faudrait, ce nous semble, se rappeler le terrible accident arrivé dans le service de M. Netter à la suite d'injection de naphtol camphré, avant d'appliquer cette méthode au traitement d'une affection qui cède si bien au traitement médical.

VI. — Les rayons Rœntgen exposent à des fluxions, à des congestions qui peuvent avoir de graves conséquences ; nous croyons que ce mode de traitement a dans l'épanchement hémorrhagique qu'il détermine une grosse contre-indication.

VII. — La friction au savon noir est une méthode trop nouvelle pour que nous puissions nous prononcer sur sa valeur. Nous l'avons vu appliquer une fois sans succès, nous n'en recommandons donc pas actuellement l'emploi.

VIII. — Le traitement médical est, à notre sens, le traitement de choix. C'est l'un des moyens les plus puissants que l'on puisse opposer à l'infection péritonéale.

Il sera employé d'emblée dans toutes les formes de la tuberculose du péritoine, sauf les réserves faites plus haut. Dans la forme ascitique, dans la forme fibro-caséeuse, dans la forme fibro-adhésive, on obtiendra des résultats qui ne céderont en rien et qui dépasseront souvent les statistiques les plus brillantes du traitement chirurgical.

IX. — Ce traitement médical est basé sur l'hygiène. Ses trois grands principes sont : la cure à l'air, le repos et l'alimentation. La cure à l'air se fait au repos dans une station marine, ou à la campagne, dans un climat d'altitude de préférence.

X. — Un traitement médicamenteux très simple, où l'huile de foie de morue, l'arsenic et le tanin tiennent la première place, vient avec l'emploi de révulsifs et d'antiseptiques intestinaux compléter ce traitement.

XI. — Le but et le résultat du traitement médical est

de relever les forces défensives du malade et de stimuler les processus curateurs, dont l'organisme dispose contre l'infection bacillaire.

BIBLIOGRAPHIE

ALDIBERT. — De la laparotomie dans la péritonite tuberculeuse étudiée plus spécialement chez l'enfant. *Thèse*, Paris, 1892.

ALLEAUME. — Contribution à l'étude de la péritonite tuberculeuse. Pronostic et traitement. *Thèse*, Paris, 1893.

AUSSET et BÉDART. — *Echo médical du Nord*, 17 décembre 1899.

BAGINSKY. — Traitement de la tuberculose péritonéale par les frictions au savon noir. *Société de médecine berlinoise*, 22 janvier 1902.

BARTH. — Thérapeutique de la tuberculose. Paris, 1899.

BAYLAC. — Du traitement de la péritonite tuberculeuse suivie du lavage avec de l'eau stérilisée chaude. *XIIIe congrès intern. de chirurgie, 1900.*

BEAULAVON. — Traitement dans les sanatoria. *Thèse* de Paris, 1896.

BEAUSSENAT. — Résultats éloignés de la laparotomie dans la péritonite tuberculeuse. *Thèse* de Lyon, 1893.

BOULLAND. — De la tuberculose du péritoine et des plèvres chez l'adulte au point de vue du pronostic et du traitement *Thèse*, Paris, 1885.

BOUILLY. — De l'ascite des jeunes filles, (Sem. gynécol. 1896, p. 369.)

Brault. — Péritonite tuberculeuse chez des fillettes. *Gazette des Hopitaux*, 16 juillet 1898.

Brial. — Action thérapeutique de l'air sur les séreuses. *Thèse*, Bordeaux, 1898.

Bruhl. — Traitement chirurgical de la péritonite tuberculeuse. *Gazette des Hôpitaux*, 1890, n° 123.

Burney-Yeo. — Le traitement de la tuberculose péritonéale. *The Lancet*, t. clx, n° 4045, mars 1901.

Catrin. — Traitement de la péritonite tuberculeuse par injection de naphtol camphré. *Soc. Méd. des Hopit.*, 3 juin 1895.

Caubet. — Un cas de guérison de péritonite tuberculeuse par lavage de la cavité péritonéale à l'eau stérilisée chaude. *Société médicale des Hopitaux*, 20 décembre 1895.

Comby. — Tuberculose péritonéale à forme ascitique. *Arch. de méd. des Enfants*, 1899, p. 622.

— Péritonite tuberculeuse à forme ascitique. *Arch. de med. des Enfants*, 1898, p. 103.

Courtois-Suffit. — Traité de médecine Charcot-Bouchard. Tome III.

Daremberg et Chuquet. — Hygiène des tuberculeux, Paris, 1893.

Daremberg. — Traitement de la phtisie, Paris, 1893.

Debove. — Traitement médical de la péritonite tuberculeuse. *Sem. méd.*, 1890, p. 383. *Soc. méd. des hopitaux*, 10 octobre 1890.

Dupré. — Traité de médecine Brouardel et Gilbert, tome iv.

Elmassian. — Contribution à l'étude de la laparotomie dans la péritonite tuberculeuse. *Thèse* de Paris, 1890.

Folet. — Insufflation dans la péritonite tuberculeuse. *Acad. de méd.*, 1894.

Gabbi. — *Riforma medica*, 13 mars 1897.

Gabel. — De quelques complications du côté de l'ombilic dans la péritonite tuberculeuse. *Thèse*, Paris, 1876.

Gatti. — Sul processo intimo di regressione della peritonite tuberculose per la laparotomie simplice. *Riforma medica*, 1894.

GRISOLLE. — Pathologie interne. Péritonite tuberculose, tome I, p. 390.

GUIGNABERT. — Du traitement de la péritonite tuberculeuse par les injections de naphtol camphré. *Thèse*, Paris, 1893.

GUILLEMARE. — Recherches sur la péritonite tuberculeuse aiguë. *Thèse*, Paris, 1898.

HEYDENREICH. — De la laparotomie dans la péritonite tuberculeuse. *Sem. méd.*, 1888.

JALAGUIER. — Traité de chirurgie, 2e édition, 1898, t. VI p. 586.

JORDAN. — Du mode de guérison de la péritonite tuberculeuse à la suite de la laparotomie. *Beitrage klin. chir.*, XIII, 3, 1895. V. *Semaine médicale*, 1895, p. 443.

KŒNIG. — De la tuberculose péritonéale diffuse et des tumeurs apparentes qu'elle détermine dans l'abdomen, avec remarques sur le pronostic et le traitement de cette affection. *Centralblatt für chir.*, 1884, n° 6.

KNOPF. — Les sanatoria. Traitement et prophylaxie de la tuberculose pulmonaire. *Thèse*, Paris, 1895.

LAFONT (DE). — Etude des suites éloignées de la laparotomie employée comme traitement de la péritonite tuberculeuse. *Thèse*, Toulouse, 1893.

LALESQUE. — De la cure marine. Paris, 1897.

LAROCHE. — Comment traiter la péritonite tuberculeuse. *Thèse*, Paris, 1900.

LAUTH. — Traitement de la tuberculose par l'altitude, Paris'

LE GENDRE et BROCA. — Traité de thérapeutique infantile, 1894.

LEGUEU. — Traitement chirurgical de la péritonite tuberculeuse. *Sem. med.*, 1894, p. 65.

LEJARS. — Occlusion intestinale dans la péritonite tuberculeuse. *Gaz. des hôp.* 1881, p. 1305, n° 42.

LENOIR. — Des insufflations d'air dans le traitement des péritonites tuberculeuses. *Thèse*, Lille, 1895.

MARFAN. — Traité des maladies des enfants. Art. péritonite tuberculeuse, t. III, p. 76 et suiv.

— La péritonite tuberculeuse chez les enfants ; *Presse médicale*, 1894.

MARGARUCI. — XIe réunion de la *Société italienne de chirurgie*, octobre 1896. V. *Riforma medica*, 1896, n° 35, t. IV.

MAROIS. — Péritonite tuberculeuse suppurée. *Année médicale de Caen*, 15 décembre 1897.

MATHIS. — Du traitement de la péritonite tuberculeuse. *Thèse*, Paris, 1890.

MAURANGE. — De l'intervention chirurgicale dans la péritonite tuberculeuse. *Thèse*, Paris, 1889.

— La péritonite tuberculeuse. *Chez Masson*, 1899.

MONTI. — Valeur thérapeutique de la laparotomie dans la péritonite tuberculeuse. Arch. für Kind, 1897.

MOSETIG-MOORHOF. — *Wiener Med. Presse*, 1er janvier 1891 et 2 juillet 1893.

NETTER. — Danger des injections de naphtol camphré dans les cavités séreuses, un cas de mort. *Soc. méd. des Hôp.*, 10 mai 1895.

PÉGURIER. — Traitement de la péritonite tuberculeuse par les lavements de naphtol camphré. (*Nouv. Montpellier méd.*, 30 novembre 1895).

PERNOT. — Laparotomie itérative dans la péritonite tuberculeuse. *Thèse* de Paris, 1901.

PÉRON. — Recherches anatomiques et expérimentales sur les tuberculoses de la plèvre. *Thèse*, Paris, 1895.

PIC. — Intervention chirurgicale dans la péritonite localisée et généralisée. *Thèse*, Lyon, 1890.

PRIBRAM. — Ueber therap. d. Bauchf. tuberc. mit besond Berücksichtig der lapar. *Prager med. Wochensch.*, 1887.

REBOUL. — *Thèse* de Toulouse, 1896.

REGNARD. — La cure d'altitude. Paris, 1897.

RENDU. — Du traitement de la péritonite tuberculeuse par

injection de naphtol camphré. *Soc. méd. des hôp.*, 3 mai 1895.

RIEDEL. — Péritonite simple. *Sem. md.*, p. 175, 1898. *Congrès de la société allemande de chirurgie*, 1898.

RIVA. — Archives italiennes de clinique médicale, 1891.

RŒRSCH. — Du traitement chirurgical de la péritonite tuberculeuse. *Revue de chirurgie*, juillet 1893.

ROUTIER. — Traitement chirurgical de la péritonite tuberculeuse. *Mid. méd.*, 1895, n° 15.

SCHWARTZ. — De la péritonite sèche tuberculeuse. *Sem. méd.*, 1892.

SPENCER WELLS. — Tumeurs de l'ovaire, 1883.

SPILLMANN. — Péritonite tuberculeuse chez un enfant de 13 ans. *Soc. méd. des hôp.*, 27 juillet 1894.

TEISSIER. — *Congrès de la tuberculose*, 1898. V. *Semaine médicale*, 1898.

TEISSIER (P.). — Péritonite tuberculeuse expérimentale. Essais de traitement. *XIIIe Congrès international de médecine*, Paris.

TERRIEN. — Péritonite tuberculeuse chronique de l'enfance. *Presse médicale*, 25 avril 1900.

TRUC. — Traitement chirurgical de la péritonite. *Thèse d'agrégation*, Paris, 1886.

URSO (d'). — *Xe Congr. de la Soc. ital. de chir.*, tenu à Rome du 26 au 28 octobre 1895.

VARIOT. — Péritonite tuberculeuse, sa curabilité. *Journal de clinique infantile*, 1er numéro.

WHEELER. — Two cases of laparotomy for tubercular peritonit. *Beston med. and Surg. Journ.*, 1890, II.

IMPRIMERIE F. DEVERDUN, BUZANÇAIS (INDRE).

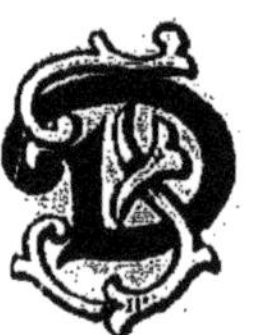

BUZANÇAIS (INDRE). IMPRIMERIE F. DEVERDUN.

www.ingramcontent.com/pod-product-compliance
Ingram Content Group UK Ltd.
Pitfield, Milton Keynes, MK11 3LW, UK
UKHW020354230726
13925UKWH00003B/1113

9 782013 559690